Viva hasta los 100 años sin necesidad de medicina

Guía de prevención para una

SALUD

ÓPTIMA

Una guía de salud a base de buena nutrición.

JULIAN ARAMBURO

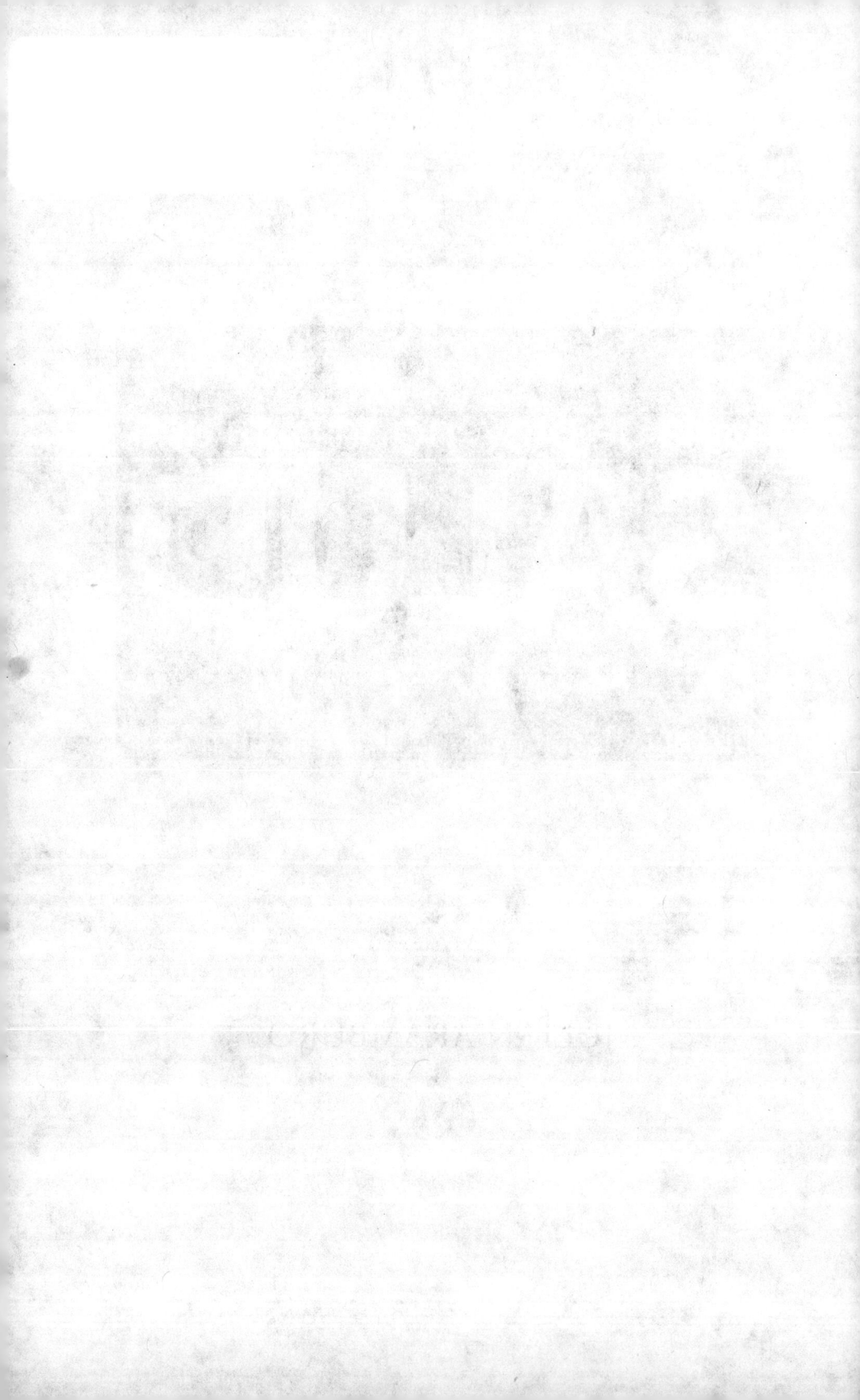

ISBN-10: 0692127933
ISBN-13: 978-0692127933

Las personas que aparecen en las imágenes de archivo proporcionadas por Thinkstock son modelos, y estas imágenes solo pueden ser utilizadas con propósitos ilustrativos.

Impreso en papel libre de ácido en los Estados Unidos de Norte América.

Debido a la naturaleza dinámica del internet, alguna de las direcciones de las páginas web o alguna otra conexión contenida en este libro pueden haber cambiado desde su publicación y no ser válidas. Los datos y hechos expresados en este libro vienen del autor basados en su propia investigación y educación en este tema y no necesariamente reflejan los puntos de vista del editor, el cual no se hace responsable de los mismos. El autor enfatiza arduamente que el lector se eduque en los temas descritos en este libro leyendo otros libros y viendo documentales al respecto.

Mi email personal: jaramburo67@gmail.com

Portada diseñada por www.commva.com

Editado por Pablo González

Aviso Legal

La información contenida en este libro es solo para uso informativo. Ninguna de la información de este libro debe ser usada para tratar, diagnosticar o curar ninguna enfermedad ya que solamente las medicinas aprobadas por la Administración de Drogas y Alimentos (FDA, siglas en Ingles) pueden contener tales reclamaciones. Toda recomendación descrita aquí debe ser consultada con su médico general y antes de incorporar cualquier cambio en su dieta o estilo de vida usted debe de educarse más al respecto y asegurarse que su médico general este de acuerdo con tales cambios.

Dedicación

Este libro se lo dedico a mis tres hijos y a mi amada esposa. También quiero dedicarlo a mis padres que en paz descansan. A mis cinco hermanas y a mi hermano que gracias a Dios todavía viven y espero disfrutar de su presencia, amor y compañía por muchos años. Sin mi familia yo no tendría la felicidad que poseo. Ellos son el motor que mueve mi vida y con ilusión de vivir por muchos años. También lo dedico a todos aquellos que sufren de enfermedades del corazón, diabetes, cáncer, Alzheimer, etc. A todos ellos y el resto de familia que no puedo mencionar porque necesitaría un libro de 300 páginas para cubrirlos a todos, les agradezco por escuchar todos mis consejos y sugerencias para implementar una buena alimentación. Seguiré luchando para que escuchen mi sermón de prevención porque sé que esa es la verdadera fórmula para vivir saludablemente, sin dolor ni temor de contraer ninguna enfermedad crónica como el cáncer y la diabetes entre otras.

La vida y el amor se lo debemos a Dios y nuestros padres
El amor a la vida lo encontramos con ayuda de Dios
Pero la salud que da vida y amor la logramos por medio
de la prevención a través de una buena alimentación…..
Julian Aramburo

Tabla de Contenidos

Tabla de Contenidos (Cont.)

Reconocimientos

En esta segunda edición de este libro les ofrezco 35% más información con datos y hechos científicos más detallados. Le doy gracias a Dios primero que todo y a todos los que contribuyeron de una forma u otra. Este tipo de proyectos no se puede lograr sin el apoyo de mi familia que gracias a Dios están sanos y saludables.

Gracias a mi querida esposa por apoyarme. Escribir una parte de cada capítulo se toma mucho tiempo, pero con ayuda todo se puede. Por supuesto, es demorado, porque la investigación y la verificación de un tema se toma mucho tiempo para estar seguro que es correcta y con datos concretos para soportar los temas descritos en éste.

También les doy gracias a las personas que escuchan mi sermón de salud en reuniones familiares, por email o en Facebook. Cuando pensaba que nadie estaba escuchando o ponía atención, poco a poco los amigos y familiares empezaron a cambiar su estilo de vida y forma de comer. He recibido emails y llamadas o comentarios de varias personas agradecidas por la información que les suministro y porque de alguna forma u otra les ha cambiado la vida y les ha abierto los ojos para darse cuenta que los alimentos procesados son los causantes de la mayoría de las enfermedades. La verdad que me siento satisfecho cuando recibo esa clase de emails o llamadas y me da una felicidad enorme de saber que poco a poco cada una de esas personas van a trasmitir esa información a otras personas hasta el punto que un día las grandes corporaciones van a tener que cambiar los alimentos procesados por opciones naturales y orgánicas y que actualmente ya está ocurriendo.

Igualmente, quiero agradecer a Pablo González por ayudarme a editar este libro y corregir errores de gramática y otros puntos. Él lo hizo con mucho gusto. De igual forma le doy gracias a su padre por haber editado gran parte del prólogo. Mi cuñado Jaime también ayudó con la primera edición de este libro. Mil gracias también a Pablo Andrés González por toda su ayuda en el diseño de la portada de este libro y la primera edición de éste. Son muchas las personas que contribuyeron con este proyecto que por fin se logró y espero que sirva de una guía para educar la comunidad hispana.

Que Dios los bendiga con buena salud y felicidad; y por favor, ayúdenme a cambiarle la vida a aquellas personas de su círculo familiar y amigos que sufren de una enfermedad grave o terminal. Este libro les puede cambiar su vida.

Introducción

Estimado lector y amigo, este libro lo empecé a escribir primordialmente para mi familia y mis amigos más cercanos; sin embargo, a través del tiempo me di cuenta que este libro serviría para educar a mucha gente, con el propósito de lograr una vida duradera y libre de las enfermedades que hoy son parte de las peores estadísticas en la salud mundial. Durante los últimos 10 años he tenido la fortuna de haberme propuesto a seguir un estilo diferente en el camino de la buena salud. Todo el mundo tiene una historia que le cambia la vida o un acontecimiento que lo enfoca a seguir un propósito con un objetivo determinado. Mi propósito (al menos por ahora) es de comunicarles a todos ustedes lo que he aprendido en los últimos años sobre cómo vivir una vida sana y duradera sin depender de las medicinas farmacéuticas. Cuando digo duradera, quiero que entiendan que vivir hasta los 100 años (con buena salud) no es nada imposible. En Okinawa, Japón y Ville-Cabamba, Ecuador, muchos ancianos tienen el privilegio de ser las personas más nombradas mundialmente por su longevidad, ya que ellos viven más de cien años de edad con un promedio excelente de buena salud y de ellos se habla mucho en los libros de salud y de medicina alternativa.

De acuerdo a los libros de salud de los Estados Unidos el cuerpo humano puede vivir hasta los 120 años con buena salud. Muchas personas me dicen que hoy la gente vive más que antes; pero estas estadísticas incluyen a todas aquellas personas mayores que viven en casas de cuidados para ancianos con Alzheimer's, demencia y enfermedades crónicas que generan malestares y fuertes dolores que muchos preferirían la muerte.

Vivir con una enfermedad crónica durante 10 o15 años es algo común hoy en día y algunas de estas enfermedades son catalogadas como terminales; pero no todos tenemos que ser parte de estas estadísticas. Usted mismo puede cambiar su propio destino haciendo cambios en su alimentación o en el tipo de comida que consume.

La tabla 1 incluye las estadísticas más recientes (2016) en los Estados

Unidos sobre las principales causas de muerte en lo que a enfermedades y accidentes se refiere. Cada año, este índice de mortalidad incrementa en vez de reducir. Algo está fundamentalmente mal con el sistema de salud de este país.

No.	Causas de Muerte	Muertes / Año
1	Enfermedades del Corazón	633,842
2	Cáncer	595,930
3	Problemas respiratorios crónicos	155,041
4	Accidentes	146,571
5	Derrames cerebrales	140,323
6	Alzheimer's	110,561
7	Diabetes	79,535
8	Influenza, Neumonía	57,062
9	Nefrítis	49,959
10	Suicidios	44,193

Datos de la CDC del 2016

Una de las diez principales causas de muerte que no se ve en esta tabla son las muertes iatrogénicas, la cual se puede ubicar en la tercera causa de muerte en los Estados Unidos. Las muertes iatrogénicas son causadas por errores médicos. El total de muertes atribuidas a esta causa es de aproximadamente 210,000 personas por año según estudios realizados por la John Hopkins University. Más, sin embargo, la CDC no las incluye en esta tabla. Lo hace pensar a uno ¿verdad?

Uno de los propósitos de este libro es de educar al lector con las herramientas necesarias para que no sea parte de estas trágicas estadísticas. Espero que usted se dé cuenta que el cuerpo humano tiene la capacidad de curarse por sí mismo sin necesidad de sufrir con dolor ni con enfermedades que lo priven de disfrutar de una vida saludable. Sin embargo, usted tiene que hacer su parte, ya que leer este libro es solo el inicio de su trabajo. Asimilar, discernir y tomar acción de esta información al menos en un 80% es la otra parte. Para hacer esto se necesita decisión y fuerza de voluntad pensando en su salud y en su futuro físico y evitar vivir sus últimos años de vida en una cama o en un hospital. Solo le sugiero que invierta en su salud hoy, para que no tenga que lamentarlo mañana. Desafortunadamente, no apreciamos la salud hasta que la perdemos.

Como les mencioné antes, todo el mundo tiene diferentes razones para escribir un libro o comunicar lo que ha aprendido. Este libro no es la excepción. Mi razón es mi familia. Desafortunadamente mi querida madre y mi padre son parte de las estadísticas. Mi madre, por ejemplo, murió de diabetes a los 71 años (una edad muy joven). Mi padre, murió de enfisema pulmonar a los 80 años. Estas dos edades son muy tempranas si me lo preguntan a mí. 80 años es una edad joven si es vivida saludablemente, sin vicios y con una dieta balanceada. Mi madre murió a los 71 años, y los últimos 10 años de su vida no fueron muy saludables y para ella bastante complicados, pues entre otras situaciones, estuvo sometida a inyecciones de insulina diarias cada mañana y noche.

Debido a la Diabetes, ella también sufría de presión alta, cataratas, dolores y picadas en todo el cuerpo y otra cantidad de síntomas que en varias ocasiones mi madre decía que prefería morirse que seguir con estos padecimientos. En mi opinión todos estos males (fuera de la Diabetes) fueron causados por la misma medicina que ella debía tomar para esa terrible enfermedad. Podrán leer en este libro que todas las medicinas tienen efectos secundarios y muchos de ellos con efectos que pueden ser fatales.

Querido lector, mi mayor deseo es de ayudarle a encontrar las claves necesarias para ayudarle a vivir por muchos años sin la necesidad de usar un bastón ni quejarse de dolores constantemente o estar sometido a medicinas que pueden tener efectos secundarios supremamente peligrosos. Este libro también le enseñará a leer los ingredientes de la mayoría de los productos que su familia consume a diario y le explicaré cuáles son esos ingredientes que definitivamente tiene que erradicar de su dieta alimenticia. Si usted cree que no puede seguir los pasos necesarios para alcanzar a vivir saludablemente, espero que por lo menos lo haga pensando en sus hijos o por ese ser querido que lentamente está llegando al camino de las peores estadísticas de los Estados Unidos. No caiga en el error de muchos que dicen "*Yo prefiero vivir 20 años menos, pero comer y beber lo que quiera*". El hecho es que no solo va a vivir 20 años menos, sino que los últimos años de su vida los va a vivir de tal forma, que, en ocasiones, va a preferir la muerte. Este fue el caso de mí querida madre.

Espero que este libro les haga recapacitar y entender que todos llegamos a este mundo para vivir al máximo y con un propósito único. ¿Cuál es el suyo? El mío (fuera de amar a mi esposa e hijos) es probablemente el de llegar a ustedes y ayudarlos a comprender lo importante que es la alimentación saludable. Quiero que entiendan que la tumba la construimos nosotros mismos con nuestros propios dientes y con la ayuda de un cuchillo y un tenedor. Aproximadamente el 70% de los productos que ingerimos son los causantes de casi todas las enfermedades graves como el cáncer, ataques al corazón, diabetes y otros. La razón es porque estos productos son altamente procesados y contienen una cantidad de ingredientes y conservantes que el cuerpo humano no puede digerir, absorber o metabolizar. Si este libro le cambia la forma de comer y por consiguiente la salud para una vida duradera, entonces consideraría que mis años de investigación, lectura y de escritura no fueron en vano. Espero que al terminar éste libro usted sea una de las personas que se unan a mi misión de comunicar el propósito de éste.

Querido lector, quiero explicarle que este libro es conciso y por ende se debe de usar como una guía de salud y no como una enciclopedia. Muchos de los temas descritos en este pueden ocupar el espacio de un libro de 400 páginas cada uno y eso es precisamente es lo quise evitar ya que los libros de más de 250 páginas terminan en el estante de una oficina y casi nunca son leídos en su totalidad. Preferí recapitular varios temas en un libro corto y espero que usted enriquezca la lectura sobre un tema en particular con otros libros enfocados en ese tema. También, por razones de la editorial este libro tiene que estar limitado a cierta cantidad de páginas para que este se pueda vender a un precio razonable.

Recuerde que comer saludable le ayudará a vivir saludable. Ese es el lema de este libro y confío que tenga el valor de poner a un lado los alimentos que le hacen daño y empezar una mejor vida con una buena alimentación y nutrición a base de frutas y verduras. Esto le cambiará su vida, se lo garantizo.

Porque escribí este libro?

Pensando en mi familia, amigos y todos aquellos que puedan beneficiarse de ésta información.

Porque quiero comunicarles que las estadísticas de muerte por las medicinas aprobadas por la FDA son garrafales y nada deseables ni aceptables.

Porque uno de cada dos americanos muere del corazón y uno de cada tres muere de cáncer y deseo que aprenda cómo prevenir esto en usted, su familia y amigos.

La Diabetes es la causa de muerte #7 en USA. Mi querida madre murió de diabetes y yo creo que las medicinas le ayudaron a deteriorar su salud hasta terminar con su vida.

Quiero que sepan que la prevención a base de una buena alimentación es la mejor forma de evadir cualquier enfermedad.

Porque muchos de los ingredientes en los alimentos procesados causan la mayoría de las enfermedades crónicas; usted debe saber cómo prevenirlas.

Sabía usted que una dieta a base de vegetales, frutas y mucha agua; ¿sin carnes ni productos lácteos pueden curar casi todas las enfermedades crónicas incluyendo la Diabetes y la mayoría de los casos de cáncer?

Los Fármacos no son la solución del problema. La prevención a base de buena alimentación es la solución.

Opinión - El cáncer es prevenible y hasta curable sin necesidad de quimioterapia, radiación ni cirugía si se toman medidas extremas de alimentación y prevención. **JFA**

Mi historia

En agosto del 2002 cuando tenía apenas 34 años de edad experimenté uno de los peores sustos de mi vida. Un viernes en la mañana como a eso de las 8:15AM, Salí de mi casa rumbo al trabajo. Mi carro que era un poco viejo dejo de funcionar en plena calle de tres carriles en un semáforo en rojo. Cuando éste cambió a verde, como pueden imaginar, las personas que estaban detrás de mi empezaron a pitar y a cambiar de carril. Me encontraba en una situación que tenía que mover el carro de una forma u otra. Como era en medio de un verano intenso con temperaturas de casi 98 grados Fahrenheit y con una humedad cerca del 85%, el calor era desesperante, pero tenía que empujar el carro a un lugar seguro. Ese lugar era a unos 70 metros aproximadamente en el parqueo de un supermercado. Cuando solo faltaban 15 metros, mi estado físico no daba para más, pero por fortuna unos muchachos mejicanos trabajadores de construcción saltaron de una camioneta y me ayudaron a empujar esos últimos quince metros. Muchas gracias, les dije. Debido al calor y a mi mal estado físico del momento me estaba desmayando ya que empecé a hiperventilar de tal forma que mis extremidades se contrajeron al punto que yo pensé que estaba sufriendo de un ataque al corazón o algo parecido. Una señora que pasaba por ahí me vio y me pregunto si necesitaba ayuda; no le pude responder bien ya que debido a la hiperventilación hablaba como si estuviera bajo los efectos del alcohol o un drogadicto, (según me dijeron los Paramédicos).

Al verme en un estado bastante grave, la señora entro al supermercado y le comunicó al gerente a cargo el cual llamó al 911. En unos minutos me estaban llevando en una ambulancia a la sala de emergencia del hospital de Wellington en el condado de Palm Beach. Después de varios chequeos rutinarios y de explicar el porqué de los hechos, el doctor me dijo "Todos los signos vitales están normales, lo único que pasó fue que debido a su mal estado físico empezó a hiperventilar". Nunca había escuchado esa palabra antes. No podía creer que a los 34 años mi estado físico estaba tan mal. Siempre fui muy activo físicamente, jugaba fútbol y montaba en bicicleta 3-

4 veces a la semana y desde los 16 años siempre fui miembro de un gimnasio no solo para realizar ejercicios de pesas sino también otros deportes. Solo fue cuando me case y mi esposa quedo en embarazo de nuestra preciosa hija Nathalie que mi vida de deportista cambio por completo (al menos por los primeros 8 años de matrimonio). Siete meses más tarde me sucedió algo parecido en mi propia casa cuando conversaba con John, el esposo de mi cuñada Jenny. Estábamos hablando de todo lo que me estaba pasando en los últimos 2 meses de mi vida (La noticia que mi esposa estaba en embarazo con nuestro tercer hijo solo a días de conocer la noticia que iban a cerrar la compañía donde trabajaba, la muerte de mi padre, mi hijo Alejandro se había fracturado un pie en esos días con solo 5 meses y otros 2 incidentes). Aparentemente todo esto me causo un estrés que no lo percibí hasta cuando estaba dialogando con John. En medio de la conversación, sentí un dolor bastante fuerte en el pecho y cuando me paré para tomar un poco de agua, me desplomé casi que en los brazos de John.

Afortunadamente él es un Paramédico profesional y de inmediato llamó al 911 y supo qué hacer en ese momento hasta que llegó la ambulancia y los Paramédicos. En esa ocasión no me llevaron al hospital y la mujer Paramédico que me atendió me dijo lo siguiente después de revisarme con sus equipos: *"Empiece a hacer ejercicio y trate de controlar su estrés"*.

Sería obvio que hubiera comenzado a hacer ejercicio casi que inmediatamente pero no fue así. No fue esto lo que me hizo reaccionar para comenzar una vida saludable. Fue poco después de 2 años en el 2005 que me encontraba trabajando en mi oficina cuando sentí mucho dolor en el pecho y un brazo comenzó a dormirse (no recuerdo cual). De inmediato llamé al Doctor y la enfermera me dijo que me dirigiera para su oficina lo más pronto posible, me llené de pánico y pensé que iba a tener un infarto. ¿Pero cómo podía ser eso? estaba muy joven para tener síntomas de esta índole. El Doctor me hizo los exámenes rutinarios de presión, electrocardiograma y otros, pero todo parecía normal. Me envió al hospital (el cual estaba a menos de dos cuadras) para un chequeo más a fondo. Los exámenes del hospital también resultaron positivos. Me pregunte: *"Entonces que es lo que me pasa?"* estaba confundido. El doctor me dio una receta para hacerme unos exámenes de sangre, de colesterol y glucosa debido al historial de Diabetes en mi familia. Toda mi confusión se aclaró cuando me llamaron de la oficina del Doctor (1 semana después) para darme los resultados de sangre. Estos análisis mostraron que el colesterol total, los triglicéridos y el LDL (colesterol malo) estaban muy altos; mientras que el HDL (colesterol bueno) estaba un poco bajo. Los resultados de Glucosa también estaban dos puntos más altos de lo normal, lo cual me ponía en el rango de pre-diabetes.

Estos resultados fueron suficientes para razonar y por consecuencia de tomar cartas en el asunto y hacer cambios drásticos para mejorar mi estilo de vida, sobre todo en la forma de comer y en la cantidad de ejercicio semanal recomendado por los doctores. Yo sabía que entre más años pasaban estos resultados solo iban a empeorar y no a mejorar sobre todo de la forma que me alimentaba en ese entonces. De esta forma comenzó mi camino a educarme en el tema de la salud y fue desde ese momento que empecé a leer libros, revistas, artículos de medicina alternativa, estudios científicos y libros de anatomía, etc. etc.

El cuerpo humano es muy complejo y tiene millones de interacciones moleculares, biológicas y nerviosas que hacen que cada persona sea única en lo referente a reacciones químicas cuando son expuestas a cierta clase de medicinas. En este libro le explicare que hacer para tener un balance de todas estas interacciones para que el cuerpo utilice el sistema inmunológico para sanarse por sí solo. El cuerpo tiene la capacidad de curarse prácticamente de cualquier enfermedad siempre y cuando usted le suministre los alimentos y suplementos necesarios para que esto ocurra. El cuerpo es como un carro, si se cuida y se le cambia el aceite, las llantas y los frenos de una manera preventiva, ese carro le va a durar muchos años. Sin embargo, si usted le cambia el aceite cada 30 mil millas y las llantas cada 100 mil millas, ese carro probablemente no le vaya a durar más que tres o cuatro años. De igual forma, su cuerpo va a trabajar mejor si se alimenta con nutrientes, antioxidantes, minerales, vitaminas y encimas necesarias para crear un balance interno libre de enfermedades, toxinas y radicales libres que atacan el sistema inmunológico constantemente.

Prólogo

La base de toda felicidad es buena salud, Leigh Hunt

Un tiempo atrás comencé a interesarme en publicaciones a la salud y a la actividad del cuerpo humano en relación con el balance homeostático (equilibrio de los sistemas orgánicos) y en qué consiste el desbalance físico, químico y emocional. Todo empezó cuando tuve la necesidad de conocer los efectos secundarios de la medicina Sopenex la cual le fue recetada a mi hijo Alejandro porque tenía síntomas de asma. Esta medicina tiene más de 15 efectos secundarios, de los cuales, Alejandro, experimentó varios de ellos. Entonces me propuse a descubrir el porqué de estos efectos y porque exhibía tantos – consulté libros de medicina y de homeopatía (medicina alternativa) y a comparar la diferencia de estos. Comprobé que mientras más autores de medicina actual leía, más sentido y oportuna ilustración hallaba en aquellos de la medicina alternativa. La medicina alternativa explica que el cuerpo de cada persona tiene la capacidad de curarse o sanarse por sí mismo, si el paciente procede con serio propósito. Para cerrar la historia de mi hijo, le empezamos a utilizar solución salina en el nebulizador y hoy no tiene síntomas de asma.

- Hipócrates, célebre medico griego, siglo V antes de Cristo, llamado con toda razón: "Padre de la medicina occidental", concedía gran importancia a la "dietética", o sea al valor natural de los alimentos, y las enfermedades que resultan de una deficiente nutrición. Todo esto reconocido en la ciencia moderna.

Precisamente entre los temas que le presento, encontraran amplia información en cuanto al balance interno, cómo conservarlo y cómo recuperarlo.

Las medicinas aprobadas por la Administración de Drogas y Alimentos (FDA siglas en Ingles), tienen efectos secundarios que varían entre menores o leves, hasta mayores y supremamente nocivos para la salud de muchos pacientes y que en algunos casos son fatales. Según las estadísticas, los fármacos aprobados por la FDA son responsables de más de 100.000 muertes, al año, solamente en Estados Unidos. Lamentablemente la mayoría de los médicos no tienen tiempo de explicarles a los pacientes (en los 2-5 minutos de su charla con ellos) que las medicinas no siempre surten el efecto requerido en cada caso. Por ejemplo, si a una persona le recetan un medicamento para la gripe o para un virus estomacal y se mejora "milagrosamente", no quiere decir que la misma fórmula le va a servir a otro paciente. Todos los seres humanos tenemos diferentes reacciones ante los mismos fármacos. Descubrí que la forma de alimentarse de cada persona influye mucho en la capacidad de sanación ante gran número de enfermedades, incluidas el Asma y la Diabetes. Por eso, si alguien fuma demasiado o ingiere "comidas rápidas" frecuentemente, va a estar más propenso a diversos padecimientos y a contraer enfermedades crónicas con resultados supremamente graves en comparación con otra persona que siempre trata de nutrirse saludablemente y además hace ejercicio al menos 30 o 50 minutos, día por medio.

Ejemplos de alimentos saludables son las frutas y vegetales 100% orgánicos. ¿Porque orgánicos? Desafortunadamente en los Estados Unidos y en muchos otros países se utilizan irresponsablemente pesticidas, herbicidas, fungicidas y complementos transgénicos con el fin comercial de que frutas y verduras crezcan más rápido, con mayor volumen y mayor resistencia a las plagas. Esos químicos son nocivos y se ha comprobado que causan complicaciones de elevado riesgo, como el mal de Parkinson, Leucemia, alteraciones del sistema nervioso y problemas endocrinos (deficiencias de ciertas glándulas).
La FDA aprobó el uso de la palabra Orgánico de la siguiente manera.

100% orgánico - Quiere decir que 100% de los ingredientes son ciertamente orgánicos (naturales – auténticos – normales) o no han sido inyectados con hormonas extrañas ni antibióticos.
Orgánico - Si el 95% de los ingredientes son orgánicos o naturales, pero el 5% han sido rociados con pesticidas o contienen hormonas que facilitan el crecimiento más rápido.
Hecho con productos orgánicos – Ha de entenderse que solamente el 50% de los ingredientes son auténticos o naturales, mientras que el resto de los ingredientes son artificiales y en ciertos productos ayudados química y genéticamente.

Por lo anterior, imagínese entonces qué cantidad de ingredientes dañinos y tóxicos contiene la mayoría de los productos que su familia y ustedes consumen. Se cree que el 75% de los productos vendidos en Estados Unidos como "alimentos" han sido altamente procesados y que el 80% de estos contienen organismos modificados genéticamente (GMO por sus siglas en ingles). Más adelante explico suficientemente en qué consiste los GMO's y cuáles son sus efectos negativos para la salud. Estos pueden variar entre sabores y colores artificiales causantes de reacciones alérgicas y enfermedades crónicas. Ingredientes tan nocivos como el MSG (Glutamato Monosódico) catalogado como un neurotóxico que afecta el sistema nervioso y cerebral, además de producir algún tipo de cáncer. Y para prevenir, incluiré una lista de los ingredientes más agresivos con el fin de que usted los evite y los rechace de inmediato.

Le explicaré claramente procedimientos a seguir y de fácil recordación para una vigorosa y agradable alimentación. También encontrarán información para programar la semana con desayunos, almuerzos, cenas y aperitivos que son fáciles de ingerir y que no exigen a los órganos mayor esfuerzo para metabolizar o convertir los alimentos en nutrientes y enzimas necesarias para un balance interno de su cuerpo. Cuando el cuerpo disminuye su estado normal de equilibrio o balance, el sistema inmunólogo se debilita y por consiguiente hay mayor propensión a sufrir ataques externos de toxinas y enfermedades comunes como la gripe o las alergias.
Las toxinas son prácticamente venenos que ingeridos en altas dosis pueden causar enfermedades severas o la muerte. Muchas de estas toxinas penetran al organismo por medio de medicinas, alimentos y a través de la piel y el sistema respiratorio a causa del medio ambiente contaminado. ¿Qué hacer al respecto? Lo indispensable es suministrar al cuerpo alimentos con alto nivel de nutrición y bajo en calorías y azucares que estimulen a los órganos internos y a la piel (el órgano más grande del cuerpo humano) de tal manera que pueda combatir dichas toxinas de forma natural. Recuerde que el cuerpo humano tiene la capacidad para recuperar la salud por sí mismo. Indicaré, además, como evitar enfermedades crónicas como la Diabetes, el cáncer y enfermedades del corazón entre otras. Explicaré cuales alimentos son los más adecuados para darle un posible reverso a dichas enfermedades. Quiero que sepa que la educación médica en los Estados Unidos no siempre incluye cursos de nutrición o de prevención. La instrucción médica se basa en el alivio de los pacientes por medio de productos de laboratorios

(fármacos) que en muchas ocasiones no proporcionan los efectos anunciados, sino que generan otras limitaciones o enfermedades secundarias con resultados hasta fatales. Lo anterior no quiere decir que los medicamentos deben ser siempre rechazados, o que los médicos no deben ser consultados. Ni más faltaba. Es más, yo tengo un respeto enorme por los médicos (mas no por el "Sistema" médico). Algunos ejemplos de cuando es necesario ver un médico o tomar medicamentos son los siguientes: Si usted se punza un pie con una puntilla oxidada, tiene que acudir de inmediato a un hospital o centro de salud para que le apliquen antibióticos y de esa forma evitar una infección de graves consecuencias. También, si usted se fractura una extremidad, lo primero que requiere es algún medicamento que mitigue el dolor y luego el procedimiento de un especialista (traumatólogo en este caso). Los antibióticos también son necesarios e indispensables en ciertas circunstancias y han salvado muchas vidas a través del tiempo. Sin embargo, algunos doctores están recetando muchos antibióticos para ciertos casos que no se justifican y a personas que no pueden tolerarlos. Los antibióticos pueden causar efectos secundarios gravísimos entre ellos alergias a ciertos alimentos, mala absorción de estos y otros problemas estomacales graves. Si usted o sus hijos tienen que tomar antibióticos, por favor tome pro-bióticos para recuperar la bacteria buena también conocida como la flora intestinal.

Otro punto muy importante es que no todos los doctores son iguales. Por ejemplo, en 1952 el doctor Chester Southam y su equipo inyectó células de cáncer a varios prisioneros de la cárcel estatal de Ohio como parte de un experimento patrocinado por el instituto nacional de salud de los Estados Unidos (NIH por sus siglas en ingles). Estas personas no sabían que estaban siendo inyectadas con células de cáncer ni mucho menos que eran parte de un experimento. En 1962, el mismo doctor inyectó a 22 pacientes ancianas del hospital judío de Brooklyn, Nueva York, con células cancerígenas para descubrir el secreto de como los cuerpos saludables peleaban la invasión de células malignas. La administración del hospital trató de cubrir este experimento, pero al final este doctor fue puesto en probación por un año por la directiva de médicos de Nueva York. Adivinen que pasó con este doctor dos años más tarde; el doctor Southam fue nombrado vicepresidente de la Asociación Americana del Cáncer la cual es una de las fundaciones sin ánimo de lucro más reconocidas a nivel mundial. ¿Increíble verdad? Créame que este es solo uno de los miles de casos de corrupción que están escritos en la triste historia de ciertos doctores e instituciones de este país. Lamentablemente existen unos cuantos doctores que después de varios años de práctica pierden la sensibilidad humana y solo ven signos de dólares o dinero cuando ven a cada paciente. Recuerden que ellos también tienen que pagar sus carros y casas costosas y sus deudas de educación de medicina las cuales son muy elevadas.

Ahora, si usted es doctor, por favor no tome esto por el lado equivocado. Yo tengo mucho respeto por los doctores, ya que ellos se han preparado para ofrecer sus conocimientos para el bienestar de la humanidad y esto es algo de admirar. Yo estoy seguro que la gran mayoría de los doctores estudiaron muchos años de su vida porque tienen pasión por su carrera y porque quieren aliviar y hacer sentir mejor a sus pacientes.

El problema que tienen los doctores en los Estados Unidos es que deben examinar muchos pacientes al día para poder cubrir todos los gastos asociados con la oficina, empleados y el alto costo del seguro de mala práctica que ellos tienen que comprar para evitar demandas. Es por esto que el promedio de tiempo de una interacción del paciente con el doctor (en USA) es de 7-10 minutos, pero muchos doctores solo tienen tiempo para escuchar al paciente por 20-30 segundos antes de ser interrumpido por una enfermera u otro doctor. Eso causa errores médicos que pueden ser fatales en ciertos casos, especialmente los doctores internos de los hospitales. Ahora, el problema más grave es que los seguros de salud son realmente los que mandan en el sistema médico y estos solo le pagan al doctor cuando existe un código de diagnóstico; sin este código el doctor no puede cobrar por la visita del paciente y lo único que puede cobrar es el co-pago, el cual es muy bajo. Muchas personas no lo saben y como lo dije antes, si el doctor se gasta 20 minutos diciéndole al paciente o a los padres del paciente que se alimente bien, que no tome sodas, que trate de bajar de peso, etc., el seguro médico no le paga al doctor ni un centavo por esa charla. Esto es injusto porque la prevención a base de buena alimentación es la primera opción que tiene un doctor para ayudarles a sus pacientes para evitar enfermarse. ¿Qué quiere decir esto? Que a los seguros de salud parece no importarle la prevención ni un paciente saludable, ellos ganan el dinero con enfermos porque es por ellos que los seguros existen. ¿Sin enfermos, para que seguros? ¿Verdad? - La gente no comprende esto y por eso les explico aquí como trabajan los seguros HMO que son los más baratos en los Estados Unidos.

Ejemplo: Si una persona visita el doctor porque se está quejando de dolores en el pecho por alguna razón, y el doctor le dice que se haga tomar un examen no incluido en el perfil sanguíneo porque sospecha de un posible ataque al corazón, el HMO no cubre ese examen hasta que el paciente sufra de un ataque al corazón. Para mantener costos bajos, los seguros tienen una lista de códigos aprobados. Si un examen o una medicina no están en esa lista como en este ejemplo, el seguro no lo cubre. No importa si el doctor le explica al seguro que sin ese examen o medicina el paciente puede sufrir una complicación cardiaca. Es por eso que yo considero que el "sistema" médico de este país debería ser reformado para que las personas tengan mejores opciones de prevención de enfermedades. Edúquese por sí solo y considere que, si usted no toma una decisión, cambia su manera de comer, su estilo de vida y hace ejercicio todos los días, usted puede ser parte de ese alto índice de mortalidad.

En las próximas paginas podrán ver una lista de ingredientes y/o sugerencias que son esenciales para cualquier persona sin importar el estado de su salud (recuerde que toda decisión que usted tome de este libro debe de ser consultada con su médico general). Estos ingredientes son los más básicos y tienen efectos curativos más poderosos que la medicina convencional en muchos casos. La medicina de hoy está aceptando poco a poco de los valores curativos de estos y está empezando a comunicárselo a sus pacientes cada vez más.

Acompáñeme a descubrir los secretos de la buena salud para que viva sin temor a esas enfermedades que han dejado estadísticas no muy codiciadas en los últimos tiempos.

Ingredientes Esenciales

AGUA

Ustedes se preguntarán porque escogí agua como el primero de esta lista. Como bien se sabe el cuerpo humano está constituido aproximadamente de 75% de agua. Por esta razón el cuerpo humano necesita hidratarse constantemente. Ahora, entre otras cosas, el agua no solo sirve para hidratar sino también para oxigenar, para ayudar al sistema digestivo y lubricar todas las coyunturas de su cuerpo. No todas las aguas son iguales. El agua que llega a su residencia, dependiendo de la eficiencia de procesamiento de la planta pública de purificación puede contener diferentes niveles de residuos o elementos químicos y sedimentos incluyendo Cloro, Fluoruro, plomo y otros. Asegúrese de la calidad de agua que las empresas públicas de su localidad suministran a sus residencias. Muchos expertos recomiendan que no se tome agua directamente del grifo, a no ser que usted tenga un purificador de agua confiable. El más recomendable por los expertos es el sistema de Osmosis Invertida; pero si usted usa un filtro de agua que remueve la mayoría de los químicos y sedimentos, eso es mejor que tomar agua sin filtración alguna. También entienda que no todas las aguas en botella son buenas, algunas son tan perjudiciales como el agua del grifo. Uno de los problemas de las botellas de agua es que el plástico contiene un químico llamado BPA (Bisphenol-A). Si usted compra agua embotellada le aconsejo que compre agua filtrada de manantiales (spring water), o mejor, agua purificada con un sistema de Osmosis Invertida; lea la etiqueta e infórmese antes de comprar. Otra opción puede ser el agua destilada o hervida que también es muy buena. El agua es tan importante que los expertos explican que una persona debe de tomar la mitad de su peso en onzas diariamente. Por ejemplo, si usted pesa 120 Libras, usted debe de tomar 60 onzas de agua al día. Así lo demuestran los estudios. Tenga en cuenta que las sodas y otras bebidas no naturales no son parte de esas 60 onzas. Es más, si usted bebe soda, debe de aumentar la cantidad de agua que toma por el nivel de azúcar y el efecto negativo de esta. Más adelante encontrará una sección que explica el peligro de las sodas o bebidas gaseosas.

Unas palabras de advertencia sobre el consumo de agua - El agua potable es muy importante, pero hay que asegurarse de que usted está bebiendo al menos 2 a 3 tazas de agua mejoradas con electrolitos. También puede tomar suplementos que contengan electrolitos. Esto es necesario porque cuando se bebe demasiada agua también se elimina con más frecuencia y cada vez que esto sucede, el cuerpo pierde pequeñas cantidades de minerales esenciales para funcionar correctamente. La manera de saberlo es observando el color de su orina. Si no tiene un color amarillento y por el contrario es un poco clara, es necesario reponer con electrolitos para compensar la pérdida de minerales. Mi recomendación es preparar su propia agua mediante la adición de jugo de limón, rodajas de pepino, rodajas de naranja y una pizca de sal marina rosada del Himalaya. También puede comprar agua con electrolitos añadidos.

El agua en su estado natural en ríos, lagunas y pozos puede contener gran cantidad de bacterias, materias orgánicas y otros contaminantes, por eso debe de ser tratada en las plantas de procesamiento municipales para hacerla apta para el uso y consumo humano. Durante este proceso de filtración y purificación se utiliza cloro, solventes y otros químicos que "limpian" el agua y eliminan las bacterias; pero, dependiendo de la capacidad técnica de la planta de tratamiento, pueden quedar en el agua, residuos de dichos químicos. De nuevo, dependiendo del metabolismo de las personas y del volumen de dichos residuos en el agua, estos químicos pueden llegar a acumularse en el organismo humano y causar graves daños a la salud.

El cloro, por ejemplo, acumulado en el organismo, puede afectar las arterias lentamente al igual que puede producir enfermedades de la piel y alergias. Una arteria lesionada o herida causa acumulación de placa que eventualmente eleva la presión arterial. Es importante notar que las piscinas con sistemas de purificación a base de cloro pueden contribuir a aumentar el nivel de acumulación de este producto al ser absorbido por la piel

El Fluoruro es otro de los químicos que algunas ciudades usan en el tratamiento del agua. Si se acumula en el organismo, es un químico muy peligroso y muy difícil de eliminar del cuerpo.

El fluoruro, utilizado como un elemento de limpieza por los profesionales de higiene dental, y presente en muchas cremas dentales "con fluoruro" puede también contribuir a la acumulación del producto en el cuerpo, si se utiliza sin las debidas precauciones.

El fluoruro es más nocivo que el plomo en partes por millón o PPM, mas, sin embargo, el agua potable de algunas ciudades tiene un contenido de fluoruro más alto que el de plomo. Dele las gracias al gobierno por aprobar tal químico.

(Nota: Todas las cremas dentales que contienen fluoruro se etiquetan con una precaución que dice: "contacte un centro de envenenamiento si por accidente se ingiere un poco más de lo necesario para cepillarse"). Cuide a sus niños cuando se estén cepillando los dientes.

El agua no filtrada, o filtrada inadecuadamente también puede causar irritaciones en la piel y contribuir a la caída del pelo.

Mi recomendación es que usted puede mejorar la calidad del agua que se consume en su casa, instalando un sistema de filtración que procese toda el agua que usted y su familia utilizan. Estos sistemas de filtración pueden costar entre US$250 y US$5,000, dependiendo de su nivel de sofisticación.

Algunos expertos explican que estar en la bañera por 20 minutos con agua de ciudad sin ningún filtro puede ser equivalente a tomarse 4-5 onzas de agua directamente de la llave. La razón es que los poros absorben cierta cantidad de esta agua sobre todo si usted utiliza agua caliente o más caliente que fría. Nuestros poros absorben muy bien, y es por eso que actualmente es muy popular la venta de parches para perder peso, para dejar de fumar e inclusive como anticonceptivos.

Los beneficios de tomar agua son inmensos; he aquí algunos de estos beneficios.

Tomar agua diariamente puede ser el ingrediente más importante para perder unos kilitos de más. ¿Cómo es posible esto? El agua suprime el apetito de una forma natural al ayudar al cuerpo a metabolizar la grasa acumulada. Los riñones no pueden trabajar óptimamente sin el consumo apropiado de agua. Cuando esto pasa, algunas de las funciones de los riñones son pasadas al hígado. Una de las funciones principales del hígado es de metabolizar grasa y convertirla en energía. Pero si el hígado tiene que hacer algunas de las funciones de los riñones por encima de las 500 otras funciones que tiene que hacer por sí mismo; es obvio que el hígado va a metabolizar menos grasa y esa grasa se almacena en el cuerpo y la pérdida de peso se neutraliza por completo.

Tomar suficiente agua es también muy importante para ayudarle al cuerpo a eliminar agua retenida. ¿Porque? Cuando usted toma muy poca agua el cuerpo cree que está en peligro de supervivencia y empieza a retener el poco líquido o agua que tiene. Esta agua tiende a acumularse en espacios extra celulares y se demuestra con pies y manos hinchadas. Algunas medicinas ayudan con esta acumulación de agua, pero no previene el cuerpo de volver a retener agua cuando éste lo necesita. Recuerden, el cuerpo fue diseñado para curarse solo y sabe qué hacer cuando tiene una deficiencia física o celular.

Una de las formas más efectivas de ayudar y prevenir el cuerpo con esta acumulación de agua es suministrándolo con lo que más necesita, agua. Ahora, si usted tiene un problema constante de retención de fluido; es posible que tenga una dieta con niveles de sal o sodio muy elevados. La forma más fácil de limpiar el cuerpo de este exceso de sal es bebiendo grandes cantidades de agua, ya que los riñones filtran la sal por medio de la orina. Algunos expertos recomiendan que debido al metabolismo de las personas obesas y de sobre peso, estas tienen que beber más agua de lo normal. Esto les ayudaría a perder peso ya que el cuerpo diluye la grasa que tiene de más para poder acumular el agua que necesita para metabolizar los nutrientes y filtrar las toxinas ingeridas en alimentos y por la polución del medio ambiente. El agua ayuda a tonificar los músculos y a prevenir la flacidez de la piel que suele ocurrir después de perder de peso. También ayuda con problemas de constipación. Cuando el cuerpo no tiene suficiente agua, este absorbe agua de otros recursos; unos de los recursos principales es el colon, lo cual resulta en constipación.

Algo que es muy obvio pero la gente no lo sabe es que el agua ayuda a bajar la presión sanguínea. ¿Alguna vez ha tratado de pasar un líquido grueso como la miel por una manguera de 10 milímetros? ¿Es casi imposible verdad? Eso mismo ocurre cuando las arterias están tapadas con placa grasosa o con mucha azúcar acumulada en las células. El agua ayuda a diluir esa placa y azúcar estancada y a incrementar el fluido de sangre, lo cual ayuda a limpiar y oxigenarla y así reducir la presión en las arterias. Este punto es muy importante, pero es muy difícil de que ciertas personas lo entiendan o lo pongan en práctica ya que simplemente no les gusta tomar agua. Mi consejo es que le ayuden al agua a tener mejor sabor exprimiendo unas cuantas gotas de limón (el cual también sirve para elevar el pH del agua y así balancear el nivel acídico de ciertas comidas). Si le echa un poco de limón, por favor no añada nada de azúcar ya que esta le quita el beneficio y eleva el nivel acídico.

¿Bueno pero que tanta agua es suficiente? La mayoría de los expertos sugieren que una persona adulta y de peso normal debe de tomar por lo menos 8 vasos de agua al día. Las personas obesas deben de tomar un vaso adicional. Ahora recuerde que usted puede reemplazar uno o dos vasos de agua con jugos 100% naturales (hechos en casa y sin leche) o con suficientes porciones de verduras y frutas. Para darle una idea, una naranja contiene aproximadamente 63% de agua y un pepino contiene un aproximado de 90% de agua. Los jugos que venden en los supermercados no se deben consumir porque éstos tienen un índice glucémico más elevado de lo normal ya que por ley federal en los EEUU éstos tienen que ser pasteurizados.

Si usted consume frutas y vegetales todos los días y un total de por lo menos 6 vasos de agua, usted no tendrá que preocuparse de los 8 o 9 vasos de agua que los expertos recomiendan. Una pequeña sugerencia que le puedo dar es que tome agua fría ya que ésta es absorbida por el sistema más rápidamente que el agua tibia y puede inclusive ayudarle a quemar más calorías. Lo único que le recomiendo es que no tome agua fría después de ingerir alimentos calientes ya que el agua fría puede solidificar las grasas, azucares y aceites de dichos alimentos de una manera muy rápida y minimizar la digestión, lo cual podría causar indigestión, acidez y serios problemas de salud a largo tiempo.

Los beneficios del agua también se pueden ver en la salud por medio de mejor digestión, absorción de nutrientes, hidratación de piel, desintoxicación, etc. Algunas de las enfermedades que se pueden prevenir y posiblemente curar incluyen el asma, dolores de cabeza, hipertensión, artritis, dolor de espalda y ulceras entre otras.

Si se está preguntando que tiene que ver el agua y el dolor de cabeza. El cerebro tiene un contenido de 75% de agua; cuando éste detecta que no hay suficiente agua en el cuerpo, automáticamente empieza a producir histaminas para racionar la poca agua que tiene. Esto produce fatiga y lo que todos conocemos como "dolor de cabeza". Estas histaminas envían un mensaje al cuerpo indicando que algo no está trabajando bien. Ahora, cuando tomamos medicina para el dolor de cabeza como las anti histaminas o analgésicos (acetaminofen e Ibuprofeno) lo único que estamos haciendo es apagar este mensaje temporalmente y ayudar a que el problema se vuelva más intenso. Tomar 2 vasos de agua y descansar de una forma relajada por unos 30 minutos es más efectivo que estas medicinas y sin los efectos secundarios que todas las medicinas tienen.

Los dolores de espalda también pueden ser causados por falta de agua ya que los discos de la espalda tienen un contenido de fluido muy elevado. Estos discos se lubrican por si solos siempre y cuando haya suficiente agua en el sistema y un movimiento continuo (como el ejercicio). Algo interesante de saber es que el fluido de estos discos soporta el 75% del peso mientras que el otro 25% del peso es sostenido por la capa de afuera. Cuando una persona está con sobre peso o cuando los niveles de agua son mínimos (causando deshidratación en los discos) la capa de afuera de estos discos tiene que soportar la mayoría del peso causando dolor, inflamación o hinchazón. Es por esto que los dolores de espalda suelen ocurrir a personas que tienen una vida muy sedentaria o un trabajo que requiere estar parado o sentado en una posición rutinaria por muchas horas durante el día. Si desea reducir o eliminar los dolores de espalda y de la nuca al igual que de rodilla y demás coyunturas del cuerpo le recomiendo tomar cantidades adecuadas de agua todos los días y hacer movimientos sencillos como doblarse hacia adelante y hacia atrás, hacia los lados y de toda forma posible que ayude a mantener lubricado todo el tiempo. Caminar también es muy importante porque ayuda a estimular el sistema linfático el cual acumula y trasporta todas las impurezas que corren por la sangre en todo el cuerpo. Recuerde que el motor de un auto sin aceite puede quemarse en cuestión de minutos. Lo mismo pasa con el cuerpo humano que no tiene suficiente agua. Si tuviera que escoger una entre todas las recomendaciones de este libro yo le aconsejo que escoja beber mucha agua. Sin agua, un bosque se convertiría en desierto y la vida no sería posible; así que levante su vaso de agua y diga ¡Por mi Salud!

OXIGENO

Que quiero decir con la palabra Oxigeno. Pues bien, recuerden que el cuerpo humano consiste de aproximadamente 75% de agua, la cual se define químicamente con las iniciales H_2O y estas significan 2 moléculas de Hidrogeno y 1 de Oxigeno. El oxígeno es trasportado a todo el cuerpo a través de la sangre. Es por eso que uno se siente recargado con un simple suspiro de aire profundo como aquellos practicados por los amantes del Yoga y otras prácticas de meditación. La respiración profunda hace que el corazón se expanda y bombee sangre de manera inmediata por todas las partes del cuerpo. Un respiro profundo también envía suficiente oxígeno al cerebro para mantenerse alerta. Si usted le toca suministrar respiración de boca a boca a una persona que no esté respirando por la razón que sea, usted lo que está haciendo es enviando oxígeno al cerebro de esa persona para que no sufra de un coma cerebral. La respiración profunda es supremamente fundamental para la salud ya que ayuda a revitalizar las células y a fortalecer el corazón entre otros.

El ejercicio continuo es el método más importante para alcanzar una salud óptima. Muchas de las personas que comienzan una rutina de ejercicio lo dejan de hacer por muchas razones incluyendo el trabajo, los niños y los otros trabajos hogareños. Hay una forma muy fácil de comenzar de nuevo de una manera muy simple y sin esforzar su cuerpo. El secreto es simplemente de respirar profundo y seguido (2 a 3 veces al día por 30 o 60 segundos cada sección). Si usted está haciendo ejercicio o no, enfóquese en la forma que respira normalmente. Se dará cuenta que está respirando de una forma muy superficial y que no está expirando suficiente Dióxido de Carbono de su cuerpo. Esto puede causar consecuencias como fatiga muscular o cansancio, bloqueo mental y una disminución en las funciones de los tejidos. Existen muchas técnicas de respiración profunda incluyendo el Yoga, el Tai Chi y el Qi-Gong. Estas técnicas son tan importantes que existen cantidad de recursos que explican su efectividad. Algunos de estos beneficios incluyen el mejor manejo de Depresión, Ansiedad, y Estrés y en algunos casos puede sustituir tratamientos de enfermedades sicológicas y hasta la obesidad. Un estudio realizado por doctores mostró que la mayoría de sus pacientes tenían un nivel inusualmente alto de Dióxido de Carbono en su sangre, pero el resto de las pruebas estaban en sus niveles normales. Yo tuve la fortuna de practicar el Tai Chi con el Máster Willian Wu en la ciudad de Hong Kong en uno de mis viajes con la compañía que trabajo actualmente. Esta fue una experiencia increíble ya que a pesar de los movimientos lentos y sin uso de pesas ni aparatos, al otro día me dolían músculos en diferentes partes del cuerpo que nunca antes me habían dolido; y eso que yo voy al gimnasio de 4 a 5 veces a la semana.

Foto con el máster Willian Wu en Hong Kong.

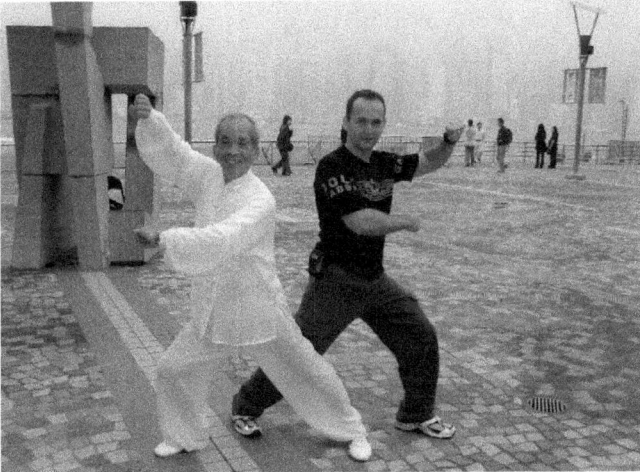

Una de las razones por las cuales el ejercicio aeróbico es tan beneficioso para la salud es porque incrementa el ritmo cardiaco y obliga a los pulmones a inhalar más oxígeno y expirar más dióxido de carbono. Esto ayuda al corazón a trabajar mejor – recuerden que el corazón es un músculo y necesita ejercicio para trabajar mejor.

La respiración superficial o respiración de pecho causa una restricción al pecho y los tejidos de los pulmones a largo plazo, disminuyendo la circulación de oxígeno a los tejidos de los órganos. La respiración profunda expande el diafragma lo cual también se expanden las bolsas de aire de los pulmones y consecuentemente bombea el sistema linfático. La respiración profunda es el bombeo vital para el sistema linfático de la misma forma que el bombeo del corazón es para el sistema sanguíneo. Las células necesitan del oxígeno para poder vivir, y para poder mantenerse al máximo las células necesitan de un intercambio muy complejo entre estos dos sistemas. Una buena circulación traslada nutrientes y una cantidad inmensa de oxígeno a los capilares, mientras que un sistema linfático saludable se encarga de extraer toxinas destructivas del torrente sanguíneo. La respiración profunda o una respiración bien efectuada es el moderador de este intercambio.

El ser humano normalmente no se preocupa por los ganglios linfáticos hasta que escuchamos de alguien con cáncer, lo cual es sorprendente porque el cuerpo tiene dos veces más fluido linfático que fluido de sangre.

Bueno, pero ¿qué es el sistema linfático? Este se puede comparar con el sistema de alcantarillado de la ciudad. Las vesículas linfáticas forman un sistema de drenaje por todo el cuerpo. Las células prácticamente nadan en un océano de fluido linfático que lleva en su corriente la basura del sistema inmunológico, incluyendo células blancas muertas, plasma inusable y toxinas entre otras.

Las consecuencias negativas que se producen por tener un sistema linfático débil son enormes. En algunos casos pueden ser fatales ya que el cuerpo no se libera de toxinas apropiadamente. Las personas más propensas a esto son aquellas que no se alimentan bien y casi nunca hacen ejercicio. Si usted no está respirando profundamente y moviendo su cuerpo regularmente (caminando, corriendo, etc.) lo más seguro es que su fluido linfático no esté corriendo tan bien como debería y su cuerpo posiblemente no está en el balance apropiado. Como se puede imaginar, esto puede traer problemas de salud a largo plazo, incluyendo aumento de peso, perdida de músculo, presión alta, cansancio e inflamación interna.

La buena noticia para usted es que la respiración profunda y apropiada le ayudara a mejorar la capacidad de limpiar el sistema linfático. La expansión y contracción del diafragma estimula el sistema linfático y masajea los órganos internos, ayudándole al cuerpo a librarse de toxinas, y dejando más espacio en las células para un intercambio óptimo de oxígeno. La respiración profunda no solo ayuda a los sistemas mencionados sino también al sistema nervioso y al sistema cardiovascular entre otros.

Las culturas orientales han reconocido desde hace mucho tiempo la importancia de la respiración para cultivar una relación positiva entre el cuerpo y la mente. Los orientales practican el Yoga, Qi Gong y el Tai Chi, los cuales son ejercicios que combinan la respiración profunda y el movimiento para mantener un sistema nervioso central más estable. Esto nos da una clave parcial de porque las mujeres asiáticas reportan menos síntomas de menopausia, incluyendo los calores. Varios estudios en mujeres durante el periodo de menopausia muestran que una respiración apropiada y otras técnicas de relajación reducen la frecuencia y la severidad de los calores menopáusicos. Esto es muy importante cuando usted está tratando de perder peso y quemar grasa.

Una medida básica de ejercicio es la capacidad cardiovascular – lo cual es la cantidad de oxigeno que el corazón y los pulmones pueden llevar a las células.

Si usted fuma, por favor pare de fumar ya que esto no le ayuda a ninguno de los sistemas que acabo de mencionar. Trate de limpiar su sistema con un desintoxicante suave al estómago para limpiar los riñones, el hígado y el sistema linfático. Existen muchas formas y aparatos para ayudarle con la respiración; uno de estos es el uso de un mini trampolín por 5 minutos al día lo cual le ayudara e bombear el sistema linfático más efectivamente que otros productos. Otra forma más simple es caminar por 35-45 minutos al día por lo menos 3-4 días a la semana. A medida que progrese en sus ejercicios, trate de aumentar la frecuencia y la severidad semana tras semana. Hágase miembro de un gimnasio cerca de su casa y úselo por lo menos 3-4 veces a la semana. Invite a un amigo(a) y póngase metas para hacerlo más interesante y desafiante.

En los próximos capítulos le explicare que hacer para bajar de peso, el colesterol y otras enfermedades que sin ser tratadas a tiempo pueden deteriorar su salud mortalmente más rápido de lo que usted se imagina.

Dedíquele tiempo al ejercicio todos los días ya sea caminando por 30 minutos, montando en bicicleta por una hora o haciendo ejercicio aeróbico por 45 minutos. Esta es la base de una buena salud y su corazón se lo agradecerá.

EJERCICIO

El ejercicio es posiblemente la mejor forma de prevenir o curar muchas de las enfermedades que hoy solo se tratan con medicinas convencionales recetadas sin necesidad alguna. Una de las universidades de medicina más famosas y cotizadas en Estados Unidos es Mayo Clinic y en su página de Internet www.mayoclinic.com/health se pueden encontrar cantidad de artículos de salud. Uno de ellos es relacionado con el ejercicio y se llama "Los 7 beneficios de actividad física regular". En este artículo los expertos aseguran que además de tener más energía y de posiblemente vivir más tiempo, los méritos del ejercicio se extienden mucho más. Desde prevenir condiciones de salud crónicas hasta aumentar el auto-estima y confianza en sí mismo y reducir síntomas de depresión. Estos beneficios se pueden obtener sin importar la edad o el sexo de la persona.

En el capítulo de "Obesidad" hay una sección por el entrenador profesional, experto en ciencias del ejercicio y sobreviviente de leucemia aguda, Fabián Valencia. El señor Valencia nos proporciona grandes consejos sobre cómo perder peso a cualquier edad en casa sin la necesidad de un gimnasio o de hacer ejercicio extremo.

Los siguientes son los 7 beneficios de la actividad física según un artículo en el Mayoclinic.com:

1)   El ejercicio aumenta su manera de sentirse bien. Si necesita bajar el estrés después de un día muy agitado en el trabajo, un viaje corto al gimnasio o una caminada de solo 30 minutos le ayudaran a calmarse. ¿Porque? El ejercicio estimula varios químicos del cerebro, los cuales lo pueden dejar más feliz y relajado que antes de hacerlo. El ejercicio regular también le hará verse mejor y por

consiguiente sentirse mejor, lo cual le aumenta su auto estima y confianza en sí mismo. El ejercicio inclusive reduce sentimientos de depresión y ansiedad.

2)   El ejercicio combate enfermedades crónicas. Si usted está preocupado por enfermedades del corazón (1 de cada 2 personas mueren por esta enfermedad en los Estados Unidos cada año) o quiere Osteoporosis; el ejercicio regular es probablemente la mejor forma.

El ejercicio regular le ayudara a prevenir o manejar la presión alta. Su colesterol también se beneficia. El ejercicio le ayuda a aumentar el colesterol bueno (HDL) al igual que reducir el colesterol malo (LDL). Esto es muy importante porque este balance mantiene un flujo de sangre más suave ya que reduce el acumulamiento de placas en las arterias. ¿Y saben qué? el ejercicio regular ayuda a prevenir la Diabetes tipo II, Osteoporosis y ciertos tipos de Cáncer.

3)   El ejercicio le ayuda a reducir esos kilitos de más que tiene. Este punto es simplemente obvio y todas las personas saben esto, pero pocas hacen algo al respecto. Cuando usted quema calorías, usted pierde peso, así de simple. Entre más intenso el ejercicio más calorías pierde – y más fácil de mantener el peso bajo control. Si usted es una persona activa, no tiene que esforzarse demasiado para perder peso. Use las escaleras en vez del ascensor. Camine un poco durante su descanso después del almuerzo en su trabajo. Haga unos "Jumping Jacks" (saltar con cuerda) mientras ve la televisión. O mejor que eso, apague la televisión y salga a caminar por 45-60 minutos. El ejercicio regular y dedicado es excelente pero la actividad acumulada durante el día también le ayudará a quemar calorías.

4)   El ejercicio le ayuda a fortalecer el corazón y los pulmones. El ejercicio ayuda a mandar oxígeno y nutrientes a los tejidos. Es más, el ejercicio regular ayuda al sistema cardiovascular a trabajar más eficientemente. ¿Cree usted que esto es una gran cosa? ¡Claro que sí! Cuando su corazón y sus pulmones trabajan mejor, usted va a tener más energía para hacer las cosas que más disfruta.

5)   El ejercicio promueve un mejor descanso a la hora de dormir. Si usted está entre el promedio de las personas que no pueden dormir bien o se demora en quedarse dormido, le aconsejo que empiece o aumente la actividad física inmediatamente.

Una noche completa y relajada puede aumentar su concentración, productividad y el bienestar propio. Si tiene dificultades para dormirse rápido, comience a hacer ejercicio por la tarde. Lo único que le advierto es que no haga ejercicio muy agitado 2 horas antes de dormir porque este puede generar endorfinas que lo mantendrá con energía por unas horas.

6)   El ejercicio puede darle la chispa que necesita para volver a tener la actividad sexual que antes tenía.

¿Se siente muy cansado para tener sexo? ¿O se siente muy agotado después de tener relaciones sexuales? El ejercicio puede ser la solución. El ejercicio regular puede ayudarle a sentirse con más energía y verse mejor, lo cual puede tener un impacto positivo en su vida sexual. Los hombres que hacen ejercicio regular tienen menos problemas en el futuro cuando se trata de la disfunción eréctil.

7)   El ejercicio puede ser algo divertido. Si usted se lo propone, el ejercicio puede ser una diversión con su familia o amigos.

¡Diviértase! El ejercicio no tiene que ser extremo. Bailar, salir con sus niños en bicicleta, caminar hasta el parque y muchas actividades más, son ocasiones perfectas para ejercitar su cuerpo y salir de la rutina diaria y además tiene el beneficio de conectarse un poco más con su familia.

En la meta de cada persona de llegar a sus 60 o 65 años para jubilarse y no trabajar más para disfrutar de sus años de oro con su pareja, sus hijos y sus nietos, también se debe de incluir una dieta saludable, ejercicio regular y mantener un peso normal para poder aspirar a vivir más de los 90 años, pero saludablemente.

La combinación de inactividad y de comer lo que no se debe es la segunda causa de muerte prevenible más común en los Estados Unidos. Fumar es la primera. ¿Qué quiere decir esto? El ejercicio regular junto con la buena hidratación del cuerpo son posiblemente los hábitos más importantes que un ser humano debe de emprender; ya que estos son la base y el comienzo del balance químico que todo cuerpo necesita. Cuando el cuerpo se considera que esta en óptimas condiciones, quiere decir que el cuerpo está en completo balance. Usted se preguntará, ¿cómo se sabe cuándo el cuerpo está en balance? El nivel de PH es probablemente la mejor forma de medirlo. Este tiene un rango de uno a catorce, donde 1 representa un nivel supremamente ácido y puede hacer un hueco en el hierro y 14 es el nivel más alcalino o supremamente puro. El balance ocurre cuando el cuerpo registra un nivel de PH equivalente a 7. Más adelante le explicare en más detalle los pros y contra del PH y como medirlo en su casa de una manera muy económica.

Los siguientes son otros de los beneficios del ejercicio regular:

- Reduce el riesgo de muerte prematura

- Reduce el riesgo de desarrollar o de morir de enfermedades del corazón

- Reduce la presión alta o el riesgo de desarrollarla

- Reduce el colesterol o el riesgo de desarrollarlo

- Reduce el riesgo de contraer cáncer de seno y de colon

- Reduce el riesgo de desarrollar diabetes

- Reduce o mantiene un peso apropiado y reduce la grasa

- Ayuda a crear y mantener tejidos musculares saludables al igual que huesos y coyunturas

- Reduce la depresión y la ansiedad

- Promueve bienestar psicológico

- Ayuda a elevar el nivel de rendimiento en los deportes, la recreación y en el trabajo

Como convertir el ejercicio en un hábito

- Intente hacer ejercicio a una hora especifica

- Firme un contrato dedicándose usted mismo al ejercicio regular

- Utilice un calendario y marque la hora y los días para catalogar el progreso

- Compita con usted mismo. ¿Puede caminar cierta distancia más rápido que cuando empezó?

- Si puede y tiene el tiempo, compre una membrecía en un gimnasio. Es la mejor forma de salir de la rutina diaria.

- Si sufre de enfermedades inflamatorias muy severas como la osteoartritis, le recomiendo hacer ejercicio en una piscina o en el mar (cuidado con los tiburones).

¿Cuál es el ritmo cardiaco ideal para hacer ejercicio?

El medir su frecuencia cardiaca, ósea los latidos por minuto, le deja saber qué tan duro está trabajando su corazón. Usted puede medir su frecuencia cardiaca contando el número de latidos durante 15 segundos y multiplicando los latidos por cuatro.

La siguiente tabla muestra el ritmo cardiaco ideal para hacer ejercicio para las diferentes edades. Para calcular su ritmo cardiaco máximo se substrae la edad de 220. Por ejemplo, si usted tiene 40 años, 220-40 = 180 ppm. Este es el número máximo que su corazón debe de palpitar por minuto cuando hace ejercicio. Cuando esté apenas comenzando un programa de ejercicio, fíjese una meta con el valor menor de la tabla, 60%. A medida que su estado físico mejora, usted puede hacer ejercicio más vigorosamente para hacer que su ritmo cardiaco esté cerca de un valor máximo de 85%.

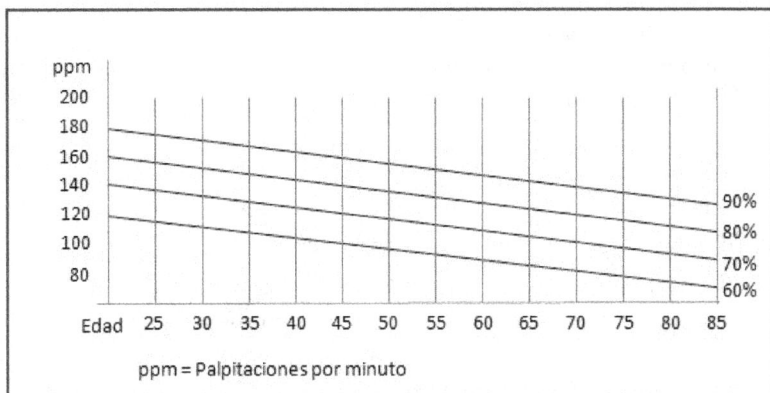

ppm = Palpitaciones por minuto

VITAMINAS

Mucho se ha escrito sobre las vitaminas. Unos dicen que son malas, otros dicen que son buenas, que te pueden causar daño, que tienen poder curativo, que si son sintéticas o naturales. En fin, un sin número de opiniones que el consumidor no sabe a qué atenerse o en quien creer. Es por eso que en este libro me he dedicado a compilar toda la información necesaria para que usted pueda juzgar por sí mismo y pueda tomar decisiones a la hora de comprar sus vitaminas. Le explicare cuales son las mejores, para que condiciones y cuales comprar para adquirir el mejor beneficio a largo plazo. También le explicare cuales son los problemas que puede afrontar por causa de deficiencias de ciertas vitaminas; al igual que las estadísticas medicas de ciertas vitaminas a través de los años. Muchas de las vitaminas que hoy se venden en las farmacias, supermercados y demás son fabricadas en laboratorios que utilizan ingredientes sintéticos y con muy poco valor nutritivo. Es por eso que a la hora de comprar vitaminas vale la pena leer los ingredientes e invertir un poquito más de dinero por ellas.

Más del 80 por ciento de los americanos sufren de mala nutrición inclusive por los estándares del gobierno. Muchas personas se sorprenden al escuchar esta clase de estadísticas porque dos tercios de la población en los Estados Unidos están catalogados como obesos o con sobre peso. Yo no estoy hablando de la misma mal nutrición que se ve en las personas de los países pobres de África o inclusive partes de América Latina; ese tipo de mal nutrición es considerada severa y falta de proteína.

Yo estoy hablando de una mala nutrición diferente, que se ve en personas que comen demasiadas comidas equivocadas o comidas que no tienen ningún valor nutritivo o con un alto contenido de calorías. Ejemplos de esas comidas son las comidas de micro-ondas, alimentos de restaurantes, de comidas rápidas (comida chatarra), alimentos instantáneos, comidas y carbohidratos refinados, etc.

Los americanos y latinos que vivimos en los Estados Unidos nos enorgullecemos al decir que en este país no falta la comida y que estamos gorditos pero no importa porque eso es normal ya que tenemos abundancia de comida. Lo que no saben muchas personas es que el estar gorditos no significa estar saludable o bien nutrido; por el contrario, en muchas ocasiones el estar obeso o gordo significa estar enfermo o mal nutrido porque estas personas consumen alimentos altos en calorías y deficientes en vitaminas, proteínas y minerales esenciales para la salud y el mantenimiento de células y encimas en general. Otra estadística que da lástima es que el 91% de los americanos no ingieren la recomendación gubernamental de frutas y vegetales al día de cinco porciones de cada una. Muchos expertos recomiendan no solo cinco sino ocho a diez porciones al día para una salud óptima.

La siguiente lista constituye las áreas principales de mala nutrición en los americanos:

- Ácidos grasos esenciales (Omega3 y Omega9)

- Minerales como el Zinc, Selenio, Calcio, Magnesio

- Antioxidantes (Vitamina C, D, E)

- Ácido fólico y complejo B

Existen aproximadamente 40 vitaminas, minerales y otros componentes que su cuerpo necesita pero que no puede fabricar en cantidades suficientes. Es por eso que estas son llamadas vitaminas y minerales esenciales. Cuando éstas actúan de una forma orquestada, ayudan a mantener miles de millones de células saludables y promueven el crecimiento y reproducción de otras células. Algunas investigaciones confirman que los suplementos de vitaminas y minerales hacen mucho más que llenar los vacíos que los alimentos no cubren. Las vitaminas pueden prevenir o aliviar los problemas de salud más comunes, como el estrés, enfermedades del corazón, cáncer y pérdida de memoria. Usted puede recibir algunos de los nutrientes a través de una buena alimentación, pero desafortunadamente los alimentos que se consumen en los países occidentales están basados en un alto porcentaje de procesamiento, altos en grasa, azúcar, sodio y carbohidratos procesados, al igual que una gran cantidad de preservativos para que perduren más en las estanterías de los supermercados. Esto no permite a los órganos y el sistema digestivo de crear suficientes encimas nutritivas para ayudar al cuerpo a convertir los alimentos en proteína y nutrientes de una manera natural y eficaz. Algunas veces las porciones de vitaminas recomendadas por las autoridades de salud no son apropiadas para tratar o prevenir enfermedades. Por ejemplo, el valor diario recomendado de la vitamina E es de 30 IU, pero científicos dicen que una persona necesita de 400 IU a 1000 IU diarios para reducir el riesgo de enfermedades cardiovasculares.

Si usted vive en el condado de Palm Beach, Florida, antes de empezar a tomar cualquier tipo de suplementos, le recomiendo que haga una cita con el doctor León Camilo Uribe, MD. El doctor Uribe sabe la importancia de las vitaminas y otros suplementos y tiene un aparato o escáner bio-fotónico que le mide el nivel de antioxidantes de su cuerpo de una forma no invasiva y sin efectos secundarios. Por un costo bastante razonable usted puede saber si las vitaminas que está tomando le están ayudando o simplemente le están produciendo una orina costosa. Él también le puede recomendar que tipo de vitaminas tomar para elevar el nivel de antioxidantes los cuales son extremadamente importantes para mantener ese balance interno que le mencioné antes. Ese equilibrio es importante debido a que el cuerpo humano es muy complejo y cualquier desequilibrio en la química y la biología de los órganos y estructura celular, crea caos y en muchas ocasiones alergias que perjudica el funcionamiento del cuerpo. Las alergias son peligrosas y pueden causar muchas enfermedades e incluso la muerte si no se tratan correctamente y con rapidez. Algunos de los alimentos que son los más responsables de causar alergias e inflamación o irritación de la mucosa intestinal son: El trigo y los productos con gluten, los lácteos, el huevo, los granos refinados, azúcares artificiales, el maíz, el maní, la cafeína y los alimentos procesados.

Vitamina A

La vitamina A es una de esas vitaminas que el cuerpo necesita para poder ejercer las funciones normales de cada día. Esta ayuda a la formación y funcionamiento de dientes sanos, tejidos blandos y óseos, de las membranas mucosas y de la piel. Se conoce también como retinol, ya que produce los pigmentos en la retina del ojo. El retinol es un tipo activo de vitamina A y se encuentra en los hígados de animales, la leche entera y algunos alimentos fortificados. Esta vitamina como ya saben es esencial para la buena visión. Algunas comidas contienen antioxidantes que protegen las células de los ojos de radicales libres, los cuales se cree contribuyen al desarrollo de ciertas enfermedades crónicas y juegan un papel en los procesos degenerativos que se observan con el envejecimiento. Uno de los antioxidantes que ayudan a la visión es la beta caroteno el cual es como un tinte que se encuentra en algunos vegetales.

Deficiencias de la vitamina A

Problemas de visión es uno de las principales causas de deficiencia de esta vitamina. La persona también puede estar más susceptible a enfermedades infecciosas. La mejor forma de adquirir las cantidades de esta vitamina necesarias para una buena salud es de comer una dieta balanceada y tomar un suplemento diario de por lo menos 5.000 unidades internacionales. La intoxicación aguda con vitamina A generalmente ocurre cuando un adulto toma varios cientos de miles de unidades internacionales. Si se toman grandes cantidades de beta caroteno puede hacer que la piel se torne un poco amarilla o anaranjada, pero ésta retorna a su color natural una vez que se disminuye tal consumo.

Comidas que contienen Vitamina A

La vitamina A se puede obtener de fuentes animales como las carnes y órganos, huevos y productos lácteos. También se obtiene de la beta caroteno que proviene de fuentes como los vegetales verdes y de frutas y vegetales de colores fuertes como la zanahoria, el pimentón rojo, amarillo y verde, espinaca, col risada, remolacha, calabaza y la papa dulce.

Vitaminas del complejo B

Estos nutrientes pueden protegerlo del estrés regulando su genio y le ayuda a mantenerse calmado. También son supremamente importantes para la formación de cada célula de su cuerpo, sobre todo las células nerviosas. Las vitaminas B – incluyendo la Tiamina (B1), Riboflavina (B2), Niacina (B3), Piridoxina (B6), Ácido Fólico (B9), Cobalamina (B12), Acido Pantoténico y la Biotina – le ayudan a su cuerpo a crear neurotransmisores, los cuales son mensajeros químicos cerebrales.

Estudios recientes liderados por el Dr. David Benton, Ph.D., profesor de Psicología de la universidad de Swansea, Wales, demuestra que suplementos de vitamina B1 o una multi-vitamina de alta potencia que contenga vitaminas del complejo B puede mejorar su genio o su rabia. Las personas investigadas que tomaron estos suplementos describieron que tendían a ser más colaboradores y a ponerse de acuerdo en situaciones fuera de lo . normal.

Por el contrario, si hay una deficiencia de estas vitaminas B pueden hacerlo más sensitivo al estrés y disgustos. Estudios conducidos en los últimos 50 años han concluido que niveles bajos de muchas de las vitaminas B están directamente conectados con problemas emocionales, incluyendo ansiedad, nerviosismo, depresión y hasta esquizofrenia.

Como tomarlas

Empiece con un complejo de vitaminas B las cuales se pueden comprar en diferentes cantidades en miligramos; desde 25mg hasta 100mg. En mi caso, por ejemplo, yo tomo una al día de 100mg con el estómago lleno.

Dos de estas vitaminas del complejo B requieren un poco más de atención: El Ácido Fólico el cual debe tomarse en el rango de 400 a 800 mcg y la vitamina B12 entre 300 y 500 mcg. Añada un poco más de ácido fólico y B12 si sus multi-vitaminas no tienen suficiente cantidad de estas. Recuerde que las vitaminas del complejo B son hidrosolubles (se disuelven en agua). Esto quiere decir que son excretadas en la orina y por lo tanto son eliminadas del cuerpo rápidamente. Cuando tomamos más de lo necesario, el cuerpo las acumula en tejidos del cuerpo, sobre todo en el hígado, pero la mayoría son eliminados por la orina.

Las vitaminas B (Complejo B) actúan como co-encimas, los cuales son compuestos que se unen con un componente de proteína llamado Apo-encima para formar una encima activa. Esta encima por consiguiente actúa como un catalizador en las reacciones químicas que transfieren energía de los alimentos a todo el cuerpo. La mayoría de las vitaminas B han sido categorizadas como co-encimas y son esenciales para facilitar el proceso metabólico necesario para la vida. Estas vitaminas son supremamente esenciales para convertir carbohidratos a glucosa, la cual nos da energía, a romper las grasas y proteínas, que en torno ayudan con el funcionamiento del sistema nervioso, tonificación de músculos en el estómago y la tráquea intestinal y piel saludable, cabello y ojos.

Las vitaminas B son importantes para la formación apropiada de cada célula de su cuerpo, especialmente las células nerviosas. Es por esto que es muy importante que las mujeres en embarazo tomen suplementos que contengan complejo B, especialmente el Ácido Fólico; porque una deficiencia en ciertas vitaminas B se manifiesta en genio depresivo o sentimiento intolerable.

Estas vitaminas también ayudan a producir trasmisores neuronales los cuales son mensajeros químicos en el cerebro.

Vitamina B1 (Tiamina)

Uno de los beneficios de esta vitamina está vinculado con la salud mental, es la capacidad para ayudarle a mantener un genio controlado. También convierte los carbohidratos en energía; promueve nervios saludables; ayuda a mantener la mente alerta; mejora la capacidad de bombeo del corazón; actúa como un anti-oxidante, lo cual ayuda a proteger de los efectos de la vejez, alcohol y el cigarrillo; ayuda en la producción del ácido hidroclórico, el cual es vital para una digestión apropiada; algunos estudios indican que esta vitamina ayuda a prevenir y a evitar el incremento de los efectos de la enfermedad de Alzheimer; también es crucial para la memoria y concentración. Fuera del Alzheimer, la Tiamina también se receta para tratar enfermedades relacionadas con desordenes en el sistema nervioso como la múltiple esclerosis, neuritis y la enfermedad de Bell's Palsy, la cual es una parálisis del nervio facial que causa la inhabilidad de controlar los músculos faciales en el lado afectado. Otro de los beneficios de la tiamina es que le puede servir de repelente de mosquitos natural y sin químicos dañinos.

Deficiencias de la vitamina B1

Deficiencias en vitamina B1 afecta el funcionamiento de los sistemas gastro-intestinales, cardiovasculares y nerviosos. También puede causar Beriberi y el síndrome de Wernicke-Korsakoff, el cual se representa en algunas ocasiones en personas alcohólicas. Los síntomas de Beriberi incluyen pérdida del apetito, irregularidades digestivas y un sentimiento de debilidad y entumecimiento en los brazos y piernas. Otras de las deficiencias de la vitamina B1 es depresión, perdida de la memoria, debilidad de los músculos y rigidez, cansancio, dolor de cabeza, pérdida del apetito y nausea.

Personas con las siguientes enfermedades deben de considerar el suministro de la Tiamina (B1) al igual que el consumo de pescado, conchas, camarón y la hierba cola de caballo: Alcoholismo, fallas del corazón, enfermedad Crohns, Anorexia, Diálisis renal y Esclerosis Múltiple.

Alimentos que contienen B1

Los siguientes alimentos suministran la vitamina B1 de una manera

45

natural: Cereales, Ostras, Alverjas, frijoles lima, maní Pistachos, Sandia, Avena, Pescado. Tenga en cuenta que la Tiamina de estos alimentos se pierde cuando se cocinan a altas temperaturas. Para preservar la Tiamina en los alimentos, cocine a una temperatura baja y con menos agua y a menor tiempo posible. Cocine al vapor para mantener y preservar el mejor sabor natural. Otras fuentes naturales que contienen B1 son la carne, el germen de trigo, naranjas, arroz y la pasta o los fideos.

Vitamina B2 (Riboflavina)

Esta vitamina trabaja con las otras vitaminas del complejo B para proveer al cuerpo con energía para metabolizar los carbohidratos, las grasas y la proteína. También ayuda en la regeneración de la Glutatiomina, la cual es una enzima que limpia el cuerpo de los radicales libres. Esta vitamina también puede ayudar a reducir la cantidad de dolor de migraña. Puede prevenir las cataratas y juega un papel muy importante en la producción de hormonas para acelerar el metabolismo y ayuda a producir células inmunológicas para pelear las infecciones.

Las siguientes personas presentan normalmente deficiencias de la vitamina B2 y probablemente necesiten dosis extras de suplementos: Mujeres que están en embarazo o lactando, atletas, personas que toman alcohol en exceso al igual que aquellas que se encuentran en un nivel elevado de estrés y personas que acaban de ser sometidas a una cirugía.

Esta vitamina es mejor cuando se toma con Manganeso, vitamina C, E y el resto del complejo B.

Deficiencias de la vitamina B2

Una deficiencia total de Riboflabina es rara, pero cuando ocurre, generalmente está relacionada con deficiencia de todas las vitaminas del complejo B. Normalmente la deficiencia se manifiesta con problemas de la membrana mucosa, piel, ojos y en la sangre. La detención temprana puede verse claramente con peladuras y rajaduras alrededor de la boca. Otras deficiencias se notan con resequedad de la piel, ojos rojos y anemia.

Si algún día usted experimenta los siguientes síntomas por favor, considere tomar un suplemento extra de vitamina B2 para elevar los niveles de

Riboflabina:

- Dolor en los labios
- Inflamación de la lengua y de los labios
- Súper sensibilidad a la luz
- Rasquiña y piel reseca alrededor de la boca, nariz, frente, orejas y en la cabellera.
- Temblores
- Corazón inflamado e Insomnio
-

Alimentos que contienen B2

Las aves, pescado, cereales y granos fortificados, brócoli, espárragos, espinaca, yogurt, leche y quesos.

Vitamina B3 (Niacina)

Como todas las vitaminas del complejo B. La Niacina ayuda a metabolizar los carbohidratos. Es muy importante para convertir calorías a energía, pero también ayuda con la función del sistema digestivo, promueve el apetito normal y una piel saludable, baja el colesterol, ayuda a prevenir la depresión, es beneficial para los dolores de artritis, promueve un cerebro saludable y células nerviosas, le ayuda al cuerpo a liberarse de químicos tóxicos y ayuda a proteger el páncreas. También se cree que la Niacina ayuda a combatir el acné, la presión alta y la diarrea.

Existen tres formas de vitamina B3: Acido nicotínico, Niacinamida y el Inositol hexaniacinate. Grandes cantidades de ácido nicotínico (entre 100mg y 400mg al día) ayudan a bajar niveles de colesterol malo o LDL y los triglicéridos, al igual que ayuda a elevar los niveles del colesterol bueno o HDL. Esto indica que la vitamina B3 juega un papel muy importante en la prevención y en la reversión de las enfermedades del corazón. Estudios indican que esta vitamina eleva los niveles de HDL (colesterol bueno) con más eficacia que la popular medicina Lovastatin. Aunque el Lovastatin ayuda a bajar niveles del LDL más que la niacina, la niacina también baja los niveles de un lípido llamado Lp(a); según los expertos, niveles elevados de este lípido son un factor adicional para el riesgo de las enfermedades cardiovasculares.

Una nota de precaución:

Niveles altos de la Niacina en la forma de ácido nicotínico en dosis diarias mayores de 500mg pueden causar efectos secundarios severos como daños al hígado, diabetes, gastritis y una elevación en los niveles de ácido úrico. Por esta razón, los científicos y expertos en nutrición crearon el Inositol Hexaniacinate el cual actúa como la Niacina en la forma de ácido nicotínico pero sin los efectos secundarios mencionados. La gente puede tomar dosis de hasta 3000mg al día de Inositol sin riesgo de complicaciones del hígado, gastritis o diabetes. Otro punto para tener en cuenta es de tomar esta vitamina después de almorzar o de comer porque la vitamina B3 tiene un efecto (benigno) de rasquiña y de sonrojar la piel. Por esta razón, le recomiendo que a la hora de comprar esta vitamina compre la Niacina que no tenga este efecto, el cual es claramente descrito en la etiqueta.

Deficiencias de la vitamina B3

Una pequeña deficiencia de esta vitamina puede causar efectos secundarios como la reducción de tolerancia de una persona al frío ya que dicha deficiencia baja el metabolismo. Una deficiencia severa de esta vitamina puede causar serios problemas de salud incluyendo una enfermedad llamada Pelagra, la cual causa síntomas que incluyen debilidad, dermatitis, diarrea, sensibilidad, confusión mental, insomnio y lesiones en la piel.

Alimentos que contienen B3

Hígado de res, atún, maní, salmón, carne molida, mantequilla de maní, papa cocinada, pasta, champiñones, cebada, mango, almendras, maíz y papa dulce.

Vitamina B5 (Acido Pantoténico)

Esta vitamina es esencial para el crecimiento, reproducción y funciones psicológicas ya que se encuentra en todas las células del cuerpo; su nombre proviene de la palabra Griega Pantos que significa en toda parte. La vitamina B5 es una co-encima que, así como las otras vitaminas del complejo B ayudan con el metabolismo de los carbohidratos, proteína y grasa. Esta vitamina tiene cantidad de funciones y beneficios como, por ejemplo: Mantiene saludable la tráquea digestiva, la piel y las glándulas; convierte el colesterol a hormonas anti estresantes y reduce reacciones alérgicas de la piel en niños. También se le conoce como la vitamina del estrés. Esta vitamina puede ser útil en el tratamiento de la artritis reumática y puede bajar el colesterol y los niveles de triglicéridos.

Deficiencias de la vitamina B5

Algunas de los problemas que puede causar la deficiencia de esta vitamina son infecciones respiratorias, fatiga, dolor de cabeza, perdida del cabello y descoloramiento del mismo, depresión mental, mareos, debilidad muscular, indigestión, nausea, presión baja, neuritis y psicosis.

Alimentos que contienen B5

Las mejores fuentes alimenticias para adquirir esta vitamina son los huevos, el hígado y la levadura. Otras fuentes son los champiñones, el maní, soya y la alverja.

Vitamina B6 (Pyridoxina)

Esta vitamina es esencial para la producción y multiplicación de células rojas y de anti-cuerpos necesarios para evadir virus y otras enfermedades. Por consiguiente, es esencial para la función de la membrana mucosa, la piel y la química del cerebro. Esta vitamina ayuda a aliviar la depresión y ayuda con los problemas de insomnio. Pero la más importante es la asociación que se le da con el tratamiento de varias enfermedades como la del Autismo ya que este se ha conectado en varios estudios con la reducción de ciertos neurotransmisores que requieren de la vitamina B6 para la función química normal del cerebro. En numerosos estudios se ha demostrado que personas con bajos niveles de Pyridoxal-5-Phosphate (una forma del B6) en su sangre tienen un riesgo de cinco veces más alto de sufrir un ataque al corazón que aquellas personas con niveles más altos de esta.

Mantiene un balance de sodio y potasio y utiliza la grasa y la proteína apropiadamente para controlar el sobre peso y por ultimo promueve una piel saludable y reduce la hinchazón de los tejidos.

Deficiencias de la vitamina B6

Como lo mencione antes, la falta de cantidades suficientes de esta vitamina pueden causar depresión y pérdida de cabello al igual que anemia, artritis, acné, convulsiones en bebes, mareos, desordenes del sistema nervioso, irritación de piel, calambres musculares, debilidad, problemas urinarios y problemas de aprendizaje.

Alimentos que contienen B6

Las mejores fuentes alimenticias para adquirir esta vitamina son los bananos, el germen de trigo, huevos, carnes, melón y los vegetales verdes.

Vitamina B7 (Biotina)

La Biotina es una co-encima que ayuda al metabolismo de ácidos grasos y amino-ácidos. Es necesaria para el crecimiento de células y a transferir dióxido de carbono. También puede ayudar a mantener un nivel regulado de azúcar en la sangre. Esta vitamina es frecuentemente recomendada para fortalecer el cabello y las uñas. Juega un papel en el ciclo del ácido cítrico o Krebs, el cual es un proceso por el cual la energía bioquímica es generada durante la respiración aeróbica. La biotina alivia dolores musculares, el eczema y la dermatitis y también ayuda a combatir la depresión y la somnolencia.

Deficiencias de la vitamina B7

La deficiencia de esta es rara y pocas veces se observa, pero puede provocar el deterioro de funciones metabólicas, así como nauseas, vomito, anorexia, palidez, depresión, colitis, dermatitis seca y con escamas.

Alimentos que contienen B7

Se encuentra en comidas como el hígado, yema de huevo, hongos, algunos vegetales como el coliflor y la patata, en frutas como el plátano, uva, sandia y fresas, levadura, leche, almendras, nueces, pescado, pollo y jalea real. La dosis diaria recomendada es de 300 mg.

Vitamina B9 (Ácido Fólico)

El Ácido Fólico es una de las vitaminas esenciales ya que juega un papel muy importante en la división de células y la formación del ADN. Uno de los descubrimientos médicos más importantes del siglo 20 es que cuando una mujer quiere quedar en embarazo o cuando ya está en ese estado, ella debe de tomar esta vitamina ya que puede reducir el riesgo de defectos de recién nacidos relacionados con el tubo neuronal. Este tubo es un tejido en forma de cilindro aproximadamente del largo del embrión que al final se forma en el sistema nervioso central. Si este tubo no se cierra en la parte superior el bebe nace con un cerebro más pequeño o sin cerebro lo cual resulta en la muerte del bebe en cuestión de horas o pocos días después de nacer. Si este tubo no se cierra en la parte inferior (en la base del espinal) esto puede resultar en parálisis o en numerosos problemas relacionados con el sistema nervioso. La mayoría de los defectos de nacimiento se producen en las primeras semanas de quedar en embarazo cuando muchas mujeres no se dan ni cuenta que lo están. Es por esto que suplementar con esta vitamina es supremamente esencial antes de quedar en embarazo. Es aún más esencial para aquellas mujeres que toman píldoras anticonceptivas ya que uno de los efectos secundarios de estas pastillas es la reducción de niveles del ácido fólico; Increíble pero cierto. Varios estudios demuestran que el ácido fólico provee la mejor protección tres meses antes de concebir y durante los primeros tres meses de embarazo.

Quiero repetirles a las mujeres lo siguiente, porque creo que es información vital. Uno de los efectos secundarios de las pastillas anticonceptivas es la reducción de los niveles del ácido fólico. Este puede ser considerado uno de los peores crímenes nutricionales del siglo veinte. Así como lo oye, la asociación del ácido fólico y la prevención de defectos de nacimientos es uno de los descubrimientos médicos más significativos del siglo veinte. Es por eso que lo repetí y quisiera que usted me ayudara a transmitir esta noticia con su familia y amigas. Lo más lamentable es que este descubrimiento no se le hizo mucha publicidad y la mayoría de las personas continúan sin saber el beneficio y la importancia de esta vitamina. Lo que si se ha visto en los últimos años es la adición de este suplemento en muchos cereales y otras comidas, pero no crea que esa cantidad es suficiente y además en la mayoría de los casos (98%), esta vitamina agregada es de origen sintético con muy poco valor nutricional y el cuerpo solo absorbe una pequeña parte.

El ácido fólico se puede utilizar como analgésico para dolores musculares; también ayuda a la formación de órganos y el desarrollo de músculos, a la producción de ácido hidroclórico, formación de células, ayuda con la digestión, con la metabolización de la proteína, formación de células rojas y ayuda al sistema nervioso ya que produce una capa protectora alrededor de los nervios protegiéndolos de daños nerviosos.

Deficiencias de la vitamina B9

Algunas de las deficiencias de esta vitamina son el cansancio, insomnio e inapetencia. Un estudio reciente dice que la deficiencia de esta vitamina en mujeres que están en embarazo, causa un riesgo elevado de concebir bebes que serían más propensos a ser autistas. Las personas con poco ácido fólico en su alimentación o suplementos pueden estar más propensas a ciertos tipos de cáncer. La deficiencia de esta se puede manifestar a través de los siguientes síntomas: Crecimiento retrasado, canas, taquicardias, depresión, náuseas, fatiga, debilidad, bajo peso, falta de apetito, ulceras bucales y llagas linguales.

Alimentos que contienen B9

El reino animal contiene niveles muy bajos, pero se encuentran en el hígado de ternera y de pollo, la leche y sus derivados. Las fuentes de origen vegetal son las lentejas, espinacas, coles, lechuga, espárragos, el germen de trigo, el banano, melón, plátano, naranja y aguacate entre otros. Los vegetales crudos conservan niveles más altos de esta vitamina.

Vitamina B12 (Cobalamina)

Esta vitamina es supremamente importante para su salud ya que juega un papel primordial en la formación de los glóbulos rojos, en el funcionamiento normal del cerebro y del sistema nervioso el cual incluye la medula espinal. Esta vitamina es hidrosoluble y ayuda al metabolismo de cada una de las células del cuerpo humano, especialmente en la síntesis y regulación del ADN. También ayuda en la síntesis de ácidos grasosos y en la producción de energía.

Ayuda en procesos orgánicos incluyendo nutrición, digestión, absorción, eliminación, respiración, circulación y regulación de temperatura. Es fundamental para poder absorber el hierro y evitar la anemia. Muchos médicos consideran la vitamina B12 como un tónico o rejuvenecedor mental. Ayuda a devolver el apetito y la energía a pacientes convalecientes de alguna operación reciente. A los niños le ayuda al crecimiento y con el apetito. Esta vitamina también puede ser útil en casos de entumecimiento y sensación de hormigueo en las extremidades. Ayuda en la desintoxicación o eliminación de cianuro del organismo causado por el tabaco, pesticidas y otras toxinas que se encuentran en el ambiente.

Por el lado muscular, esta favorece a la formación de Creatina la cual es una proteína esencial para el desarrollo de masa muscular y de reserva de energía. Esta vitamina se vende en varias formas. Compre Metilcobalamina o Hidroxicobalamina. La otra forma es Cianocobalamina pero no la recomiendo porque a ésta se le ha cuestionado su seguridad ya que la Cobalamina es procesada con pequeñas cantidades de cianuro para formar la Cianocobalamina. Esta es la forma más barata de esta vitamina. Si usted está tomando una multivitamina que tiene B12 en la forma Cianocobalamina, no tiene que dejar de tomarla, pero le aconsejo que compre vitamina B12 separada en una de las otras dos formas descritas aquí.

Deficiencias de la vitamina B12

El déficit de esta vitamina puede causar falta de memoria, desorientación, irritabilidad, alucinaciones, falta de reflejos, fatiga metal, insomnio y hasta depresión. Es supremamente esencial para las personas mayores ya que los niveles del B12 que se han medido en ancianos es muy bajo y esto puede causar problemas mentales. Algunos médicos suplementan con vitamina B12 a personas que abusan del alcohol, las drogas tanto recetadas como ilegales, a personas con gastritis crónicas, con hipertiroidismo, a los fumadores y a personas que llevan una alimentación deficiente. Como cualquier otra vitamina del complejo B, la vitamina B12 se debe de tomar en compañía de las otras de este complejo ya que una puede causar deficiencia de las otras.

Alimentos que contienen B12

Fuera de la carne y el pescado, la vitamina B12 se encuentra en los huevos y en todos los lácteos. Las personas adultas necesitan por lo menos cuatro o cinco microgramos diarios de esta vitamina para llegar a los niveles óptimos de esta en el organismo. Recuerde que cada cuerpo humano es diferente y por consiguiente las dosis no son las mismas para cada persona.

Vitamina C

Esta es mi vitamina favorita y la que, en mi opinión, todo el mundo debería de tomar por lo menos 1000 mg todos los días. Sobre esta vitamina se han escrito cantidad de libros no solo por doctores y nutricionistas sino también por científicos que se han ganado hasta premios Nobel, como el científico Linus Pauling quien es el único que se ha ganado el premio Nobel de Química sin tener que compartirlo con otros.

Unos de los tantos libros sobre esta vitamina maravillosa son: *Como vivir más tiempo y sentirse mejor; Cáncer y Vitamina C; Vitamina C - La historia real; Medicina orto molecular; Curando lo incurable; Doctor Yourself,* etc. Son muchos los libros y artículos que se han escrito sobre esta vitamina y sus efectos curativos. En este libro solo le puedo hablar de unos cuantos de estos efectos positivos y de los problemas que pueden surgir si se ignora este suplemento tan importante.

Dosis masivas de vitamina C pueden curar casi todo; así lo explican el científico Linus Pauling, el doctor Frederick Klenner, Irwin Stone y el doctor Andrew Saul, PhD. ¿Qué quiero decir con dosis masivas? Para responder esto tenemos que empezar con lo que recomienda la Asociación Americana de Medicina, la cual sugiere una minúscula dosis diaria de 60mg. Esto es insignificante y se puede adquirir al ingerir ciertos alimentos como las frutas cítricas y otras. Son muchos los expertos que están de acuerdo en utilizar cantidades supremamente mayores a esta dosis. Por ejemplo, el Dr. Linus Pauling explica que una persona que pese 210 libras puede tomar hasta 35,000mg al día en dosis divididas entre 17 y 18 veces al día. Esta cantidad suena excesiva, pero el Doctor Klenner llegó a usar hasta 4 veces esta dosis por inyección intravenosa. Las personas con alta sensibilidad a frutas cítricas, tomates o arándanos agrios o cranberries pueden tomar una vitamina C no acida como el Ascorbato de Calcio el cual es más suave al estómago y el sistema digestivo la absorbe con más efectividad y cantidad en porcentaje.

La vitamina C o ácido ascórbico es un nutriente supremamente esencial para el humano y los animales mamíferos en general. La presencia de esta vitamina es requerida por un número de reacciones metabólicas en todos los animales y plantas y es creada internamente por casi todos los organismos, excepto los humanos. Su deficiencia causa escorbuto en humanos, de ahí el nombre de ácido ascórbico. El ascorbato es un antioxidante, ya que protege el cuerpo contra la oxidación y es un co-factor en varias reacciones enzimáticas vitales. Los animales que producen vitamina C son capaces de hacerlo al convertir la glucosa en vitamina C; pero como dije antes, los humanos no tienen esta capacidad debido a que la enzima del proceso de síntesis está ausente ya que el gen que ayuda en este proceso es defectuoso.

La vitamina C es un potente antioxidante el cual actúa para disminuir el poder oxidante del cuerpo. Esta vitamina actúa como un agente donador de electrones para 8 diferentes enzimas:

- Tres enzimas que ayudan en la hidroxilación del colágeno. De esta manera la vitamina C se convierte en un nutriente esencial para el mantenimiento y desarrollo de tejido de cicatrización, vasos sanguíneos y cartílago.

- Dos enzimas son necesarias para la síntesis de carnitina. Esta es esencial para el trasporte de ácidos grasos hacia la mitocondria para la generación de ATP el cual es como el combustible del cuerpo.

- Las tres enzimas restantes tienen funciones en la dopamina, funciones hormonales y en el metabolismo para ayudar en el proceso de absorción de los alimentos.

Los tejidos biológicos que acumulan más de 100 veces el nivel sanguíneo de vitamina C, son las glándulas suprarrenales, pituitaria, timo, cuerpo lúteo, y la retina.

Aquellas con 10 a 50 veces la concentración presente en el plasma incluyen el cerebro, bazo, pulmón, testículos, nódulos linfáticos, mucosa del intestino delgado, leucocitos, páncreas, riñón y glándulas salivares.

La vitamina C ayuda al desarrollo de dientes y encías, huesos, cartílagos, a la absorción del hierro, al crecimiento y reparación del tejido conectivo normal, metabolización de grasas y la cicatrización de heridas.

Los Glóbulos blancos contienen 20 a 80 veces más vitamina C que el plasma sanguíneo, y la misma fortalece la capacidad cito-tóxica de los glóbulos blancos.

La Vitamina C es esencial para el desarrollo y mantenimiento de todos los tejidos y el organismo en general, y por consiguiente su consumo es supremamente esencial para su salud.

La vitamina C sirve para muchas cosas:

Evita el envejecimiento prematuro (protege el tejido conectivo, las paredes de los vasos sanguíneos). Facilita la absorción de otras vitaminas y minerales. Sirve como antioxidante y es por eso que evita las enfermedades degenerativas tales como arteriosclerosis, cáncer, enfermedad de Alzheimer y las enfermedades cardíacas entre otras. Hace un tiempo atrás cuando las medicinas para la gripe no eran tan populares o no habían salido al mercado, la vitamina C la usaban los médicos como método preventivo para reforzar el sistema inmunológico y para curar ciertas enfermedades. El científico, Linus Pauling, decía que altas dosis de vitamina C tiene poderes anti-cancerígenos. Más adelante le daré más beneficios de esta vitamina milagrosa.

Glutationa

La Glutationa es una sustancia supremamente importante producida por el hígado. Esta se encuentra también en frutas, vegetales y algunas carnes. Esta sustancia es tan importante como la vitamina C y se le conoce como la madre de todos los antioxidantes. Muchas personas nunca han escuchado de esta sustancia, pero es una de las más importantes para prevenir el cáncer, demencia, enfermedades del corazón y el envejecimiento de las células. Se está utilizando para el tratamiento de autismo y Alzheimer's.

Para que esta molécula se desarrolle en el cuerpo, usted tiene que hacer de su parte para que el hígado pueda producirla, ya que la mala alimentación, las medicinas, las toxinas, el estrés, la contaminación, la edad y la radiación reducen la capacidad del cuerpo para poder fabricarla. El hígado como cualquier órgano de su cuerpo tiene cierta capacidad para trabajar efectivamente. Esta capacidad es reducida cuando el hígado se sobrecarga por el alto nivel de estrés oxidativo, desproporción de radicales libres, el cigarrillo y por el consumo de medicinas a largo plazo.

Extractos de jugos

Este es un tema muy hablado por muchos expertos y doctores de la medicina natural y homeopática. Quiero aclarar que los jugos que yo promuevo y enfatizo en este libro no son aquellos que usted compra embotellados en los supermercados. Esos jugos no tienen el mismo valor nutricional que un jugo hecho en casa porque por ley de la FDA en los EEUU, los jugos embotellados tienen que ser pasteurizados. La pasteurización eleva el índice glucémico del producto lo cual causa que el páncreas excrete más insulina de lo necesario. En resumen, no consuma jugos embotellados de los supermercados y limítese a hacer sus propios jugos. En este capítulo le explicare que frutas y verduras son importantes para la salud y cuales usar en combinación para adquirir más energía, fibra o para desintoxicar. Sobre este tema se puede escribir un libro entero ya que es de suma importancia para la salud, pero le daré la versión resumida en este capítulo.

Aquellos que no consumen frutas o verduras en las cantidades apropiadas se pierden de aprovechar los grandes beneficios que estos promueven en el organismo. Algunos de estos beneficios son los de fortalecer, purificar, revitalizar, desintoxicar, rejuvenecer y reconstruir las células de cada rincón del cuerpo. Una de las formas más fáciles de ingerir la cantidad necesaria de las frutas y verduras es por medio de extractos de jugos. Cuando usted hace jugos de esta forma, no solo puede estar seguro que los jugos no tienen ningún preservativo o que ha sido pasteurizado o que fue hecho en factoría con múltiples procesos, sino también que éste líquido maravilloso y milagroso va directamente al sistema sanguíneo y su cuerpo no tiene que trabajar tanto para poderlo absorber, digerir y metabolizar.

Otro beneficio muy importante de los jugos hechos en casa es que usted sabe que las frutas y vegetales que utiliza son frescas y poseen un alto contenido de vitaminas, minerales y nutrientes esenciales que facilitan la absorción. Existen varias clínicas en EEUU que utilizan extractos de jugos (entre otras terapias) como parte de un programa de salud para curar enfermedades degenerativas como la diabetes, enfermedades del corazón y hasta el cáncer en ciertos casos. Uno de estos centros es el Instituto Gerson de California. Este instituto es verdaderamente impresionante en relación con la salud. Este es uno de los pocos institutos que están realmente curando enfermedades y lo han hecho por muchos años. Una de las cosas irónicas del sistema médico de EEUU es que la FDA no permite que esta clase de institutos declaren o divulguen que están curando cáncer y otras enfermedades degenerativas porque lo están haciendo sin el uso de medicinas aprobadas por la FDA. Lo triste es que las medicinas aprobadas por la FDA que se usan para tratar el cáncer son supremamente peligrosas y barbáricas como lo son la quimioterapia y la radiación (en mi opinión). Estos institutos están curando enfermedades como el cáncer con métodos a base de extractos de jugos, alimentos altamente nutritivos, enema de café y otras terapias completamente naturales y sin ningún efecto secundario. Es lamentable escuchar que amigos y familiares les diagnostiquen cáncer y lo único que los doctores tienen para ofrecer son la Quimio y la Radiación. Aquellos que no saben de estos métodos barbáricos no se dan cuenta de su daño hasta que ya es demasiado tarde. La mayoría de los pacientes que tienen que soportar estos métodos por un largo periodo, llegan al punto que prefieren morir a tener que soportar estas terapias.

Los extractos de jugo, la jugoterapia o zumos de jugo como le llaman en algunos países, son supremamente saludables ya que estos le dan un disparo de nutrición directo al sistema. Cuando se combinan ciertas frutas y verduras, estos jugos pueden elevar la eficiencia del sistema inmunológico o ayudarle con dolores de migraña entre otros. La mayoría de las personas no les gusta hacer zumos de jugo porque tienen que lavar la maquina después de cada uso. Otra razón es que han escuchado que no saben rico o que son amargos, o simplemente no les gusta la idea de tomar jugos con verduras y frutas. Otros creen que este tipo de jugos es demasiado costoso, pero en realidad si usted sustituye todas las comidas del día con zumos de jugos por 10 días para hacer una limpieza general del cuerpo usted se dará cuenta que los zumos de jugo son más económicos que las comidas normales. Este es el caso si toma en consideración la electricidad que utiliza usando la estufa, el agua que gasta lavando platos, ollas, cucharas, etc., y además el tiempo que se toma preparando los alimentos. Recuerde que la carne no es barata. Claro que si usted es de los que come de los enlatados o "comidas" de micro ondas entonces usted necesita más que una limpieza ya que su cuerpo esta probablemente desnutrido y enfermo internamente. La limpieza que le hablo es la que la que se le conoce como "limpieza liquida" y es posiblemente la más sana y segura de todas las limpiezas que usted pueda haber escuchado. Esta consiste en tomar zumos de jugo de desayuno, almuerzo y comida por 10 días seguidos o por lo menos 4 si no cree que pueda hacerlo por los 10 días. Durante este periodo no se debe de comer nada que lo haga masticar, ni siquiera ensaladas ni frutas.

Este tipo de limpieza le ayuda al hígado y demás órganos a recuperarse. Créame que este simple cambio le puede proveer maravillas a su cuerpo; es más, yo le garantizo que, si hace esto por diez días, usted puede perder desde 15-20 libras de sobre peso. También le puede ayudar con los dolores de migraña, depresión y hasta bajar la presión   y la glucosa. Si usted quiere ver la diferencia y tener un resultado al final de esta limpieza, yo le recomiendo que se haga un examen de sangre antes y después. De esta forma usted verá la diferencia que hace una dieta a base de frutas y vegetales y se sentirá victorioso.

La jugoterapia es muy saludable ya que se ha comprobado que estos jugos son asimilados de una manera rápida y fácil, y lo mejor de todo es que no dejan residuos en el intestino. Estos jugos tienen cualidades nutricionales ejemplares ya que las frutas y verduras contienen compuestos de vital importancia para el cuerpo humano. Los zumos de jugo ayudan a trasportar proteínas, minerales, enzimas, agua y vitaminas directamente al sistema sanguíneo. Haga lo posible por comprar frutas orgánicas. Es verdad que estas cuestan un poco más que las convencionales, sin embargo, el valor nutricional de los productos orgánicos y el hecho que éstos no sean fumigados con herbicidas, fungicidas y otros químicos nocivos para la salud los convierten en una opción más saludable y de mejor prevención de enfermedades a corto y largo plazo. Si usted hace jugos solo con frutas y verduras no orgánicas, puede experimentar efectos de salud poco favorables por causa muy probablemente de todos los químicos que le riegan a estas frutas y verduras para poderlas mantener alejadas de los insectos y plagas comunes. Estos riegos también dañan el subsuelo porque estos químicos reducen la cantidad de potasio, magnesio, hierro y calcio entre otros. No se asombre si la jugoterapia que inicie con dichos productos le causa un poco de malestar. Esto pasa cuando esté haciendo una dieta líquida con este tipo de frutas y verduras porque los químicos que le riegan a éstas son supremamente nocivos. Para empeorar las cosas, en varios países del mundo incluyendo EEUU, Colombia y otros, ciertos vegetales son genéticamente modificados (GMO's) los cuales pueden tener consecuencias de salud muy peligrosas tales como cáncer y artritis entre otras. En el próximo capítulo le explico en más detalle este tipo de organismos y sus posibles efectos secundarios a la salud. Muchas de las enfermedades degenerativas son parte de las peores estadísticas en el mundo, pero sobre todo en los Estados Unidos, han aumentado de una manera desproporcionada desde la introducción de los alimentos genéticamente modificados.

Ahora hablemos de la limpieza liquida más a fondo y porque es supremamente necesaria para todo el mundo. Una limpieza a base de jugos le ayudara a limpiar el hígado, el colon, la piel y demás órganos del cuerpo. Si usted sufre de sobre peso, esta limpieza le ayudara a bajar de peso y dependiendo de su disciplina, usted puede hasta llegar a su peso ideal en poco tiempo. Solo le advierto que esto no pasa de la noche a la mañana ya que, si usted tiene 40 libras de más por la mala alimentación durante varios años, no sería justo esperar que usted perdiera esas libras en una semana, ¿verdad? Pero si he escuchado de personas que pierden hasta 50 libras en 2 meses a base de extractos de jugos.

El propósito principal de la limpieza liquida es de eliminar la mucosidad del cuerpo para liberar el cuerpo de toxinas, bacterias y quistes acumulados por muchos años. La mayoría de las enfermedades son curables, pero todo depende de la persona. No existe ninguna medicina que cure ninguna enfermedad, eso no lo puede negar ni el más sabio de los doctores o científicos de las farmacéuticas. Las medicinas solo alivian a las personas del dolor o las mantiene estables a base de tratamientos, no de curas permanentes. Lo único que puede curar casi cualquier enfermedad es el mismo organismo de cada persona. Si el cuerpo está en completo balance, el sistema inmunológico trabaja como está diseñado para hacerlo, el cual consiste en eliminar las bacterias malas y cualquier virus que intente entrar o invadir al cuerpo. También trabaja suministrándole defensas que le ayudan a combatir enfermedades que se introducen por la piel, nariz, boca y otras partes del cuerpo. Otro de los grandes beneficios y quizá el más importante de la limpieza liquida es que eleva el pH del cuerpo y lo lleva a un nivel alcalino. Más adelante le explico la importancia del pH en el cuerpo y los alimentos que elevan el pH. Este balance se puede obtener por medio de la buena alimentación a base de comidas orgánicas libres de toxinas, pesticidas y carcinógenos que se encuentran en la gran cantidad de alimentos procesados. Pero la mejor forma de llevar su cuerpo a este balance es por medio de la jugoterapia. La mucosidad del cuerpo está relacionada con la creación de tumores, quistes y otras toxinas que aceleran el envejecimiento de los tejidos y las células. La mucosidad también promueve las alergias, dolores de cabeza y migrañas.

Muchas de las personas que terminan la limpieza liquida se benefician de una piel radiante y llena de vida, porque una limpieza interna se expresa de una forma positiva en la piel, los ojos y el cabello.

Antes de comenzar con la limpieza liquida quiero que sepa que no se debe de tomar ningún tipo de lácteos ni comer queso, carne, pollo o ninguna otra carne. Tampoco se debe de comer alimentos procesados ni carbohidratos refinados. Prácticamente usted tiene que dejar de masticar por la duración de esta dieta líquida. Entre más larga sea la duración de esta dieta mejores son los beneficios para cualquier enfermedad. Es verdaderamente asombroso el poder de la jugoterapia y después de muchos años de estar en el anonimato me place ver que por fin la gente se está dando cuenta de los beneficios milagrosos de esta terapia.

Para comenzar con esta limpieza, usted tiene que tomar conciencia que no va a ser fácil y requiere de mucha disciplina; pero le aseguro que el beneficio que recibe de ésta es tan alto, que se sentirá satisfecho y renovado de haberlo logrado. Su salud depende de su dedicación y compromiso para darle a su cuerpo lo que está pidiendo desde hace mucho tiempo, una limpieza. Los primeros 3 o 4 días son quizá los más difíciles, pero una vez superados estos días, su cuerpo se lo va a agradecer cuando usted empiece a notar la pérdida de toxinas y la reducción o eliminación de dolores de cabeza o migraña. Poco a poco usted va a notar que el "apetito" o sensación de fatiga estomacal por sobre comer se le va desvaneciendo lo cual tiene el efecto de pérdida de peso. También va a notar que el desespero por los antojos que normalmente estamos acostumbrados se le va disminuyendo hasta el punto que el cuerpo no los echa de menos. Esto es importante porque los antojos de ciertos dulces o golosinas son uno de los causantes del sobre peso, alergias y dolores de cabeza entre otros.

Una vez superado este periodo de gracia de 3 o 4 días de dieta líquida, usted se sentirá con ganas de seguir con el consumo de frutas y vegetales a base de jugos hechos en casa sin preservativos ni aditivos. Para variar la rutina de jugos y para empezar a añadir fibra en esta dieta líquida yo le recomiendo que en el día quinto o sexto empiece a disfrutar de los batidos o smoothies. Recuerde que estos batidos se deben de tomar en agua o jugo de naranja o de toronja (preferiblemente exprimido en casa) y no mezclados con leche. Estos batidos proveen el beneficio de la fibra y la proteína. Al final de este libro encontrará recetas de jugos y batidos que le ayudaran a variar el consumo de estos durante el desayuno, almuerzo y la comida. La mejor opción es no masticar nada durante este periodo, pero si usted cree que esto es un incentivo para mantenerse en esta dieta, entonces le recomiendo comer frutas saludables, almendras, apio, zanahoria y otros vegetales altamente saludables.

Ahora la pregunta que muchos se hacen es, ¿por cuantos días tengo que hacer esta dieta líquida? Para responder esta pregunta primero quiero decirle que antes de seguir mis recomendaciones, usted tiene que consultar con su médico para estar seguro que es un buen candidato para esta dieta líquida. Lamentablemente muchos doctores tienen poca información sobre el beneficio de la jugoterapia porque la educación médica no requiere que los estudiantes de medicina terminen clases de nutrición. La mayoría de las clases están relacionadas con el diagnostico de una enfermedad y la medicación para tratarla. Es por esto que muchos doctores desconocen de los poderes curativos de la buena alimentación en forma de jugos y batidos.

Una vez que usted se sienta seguro o segura de hacer esta dieta y sacarle provecho a sus grandes beneficios, tiene que experimentar con diferentes frutas y verduras para darse cuenta cuales combinaciones le aprovechan mejor a su organismo. No tiene que preocuparse mucho de esto porque la mayoría de las personas absorben y metabolizan fácilmente casi todas las combinaciones de estos jugos. Existen muchos libros y guías que le explican cuales frutas mezclar para proveerle de diferentes beneficios.

Todos los cuerpos son diferentes como lo digo en este libro y es por eso que ciertas personas tienen mejor absorción que otras y por consiguiente las combinaciones de frutas y vegetales son importantes para aquellas que tienen un nivel de absorción débil. Escuche su cuerpo cuando combine frutas y vegetales en sus jugos. Si le cae mal o le da mucho gas, entonces no repita esa combinación. Combine frutas acidas con neutrales o dulces con neutrales. No combine las frutas acidas con dulces porque esto produce fermentación que causa gases.

Frutas acidas: Limón, piña, fresa, naranja, mandarina, uva verde, guayaba, toronja, granada.

Frutas dulces: Sandia, higo, mamey, mango, melón, zanahoria, uva roja

Frutas Neutrales: Espinaca, pera, remolacha, col, manzana verde, papaya

Al final de este libro le sugiero algunas opciones que le pueden ayudar con esta dieta líquida. Yo le recomiendo que usted mismo busque otras combinaciones para que esta dieta sea más agradable y pueda seguirla hasta el final. Edúquese usted mismo de los grandes beneficios que esta terapia le provee y recuerde que la prevención de enfermedades a base de la buena alimentación es más barata que tratar las enfermedades crónicas a base de las peligrosas medicinas o fármacos. Es mi opinión y la de muchos expertos, científicos y doctores que los extractos de jugo pueden salvarle la vida y pueden inclusive curar enfermedades crónicas y terminales como el cáncer y otras. La clave está en ser consistente y cambiar los otros alimentos que por muchos años han estado acumulando pequeños tumores o placas en las arterias. Recuerde que 20 y 30 años de mala alimentación no se curan con 2 o 3 semanas de extractos de jugo o dieta líquida. Entonces, varios expertos recomiendan empezar con 7 a 10 días de estos jugos y si tiene la fuerza de voluntad para seguir, puede tomarlos por 5 a 6 semanas. Usted va a ver cambios sorprendentes durante este periodo ya que su piel se verá más radiante y su energía será el doble que antes. Aquellos que tienen una enfermedad muy avanzada, por ejemplo, necesitan hacer cambios drásticos de alimentación y nutrición para que sus órganos vuelvan a realizar sus funciones que normalmente hacen cuando están sanos y desintoxicados. El cambio de dieta y la introducción de extractos de jugos pueden tener un efecto milagroso en su cuerpo que lo sorprenderá y le cambiará su vida por siempre.

GMO's

Organismos Modificados Genéticamente

Este es uno de los temas más candentes en este momento ya que la FDA por alguna razón no quiere exigirles a las compañías de alimentos ni a la gigantesca multi-nacional de químicos Monsanto, que utilice etiquetas en los alimentos y frutas que contienen alguna forma de GMO's en sus semillas o en el proceso de fabricación. Si usted hace una búsqueda en internet por las siglas GMO, se dará cuenta que existen millones de artículos y cantidad de estudios científicos que indican que estos son nocivos para la salud humana y no deberían de estar en el mercado como una alternativa para los alimentos orgánicos o naturales. Según varios estudios, estos organismos han estado ligados con problemas de infertilidad, alergias a ciertos alimentos, resistencia a antibióticos, problemas gastrointestinales, daños al hígado y hasta riesgos de cáncer.

La Unión Europea requiere que todos los alimentos producidos con GMO's tengan sus etiquetas correspondientes para que el consumidor se dé cuenta lo que está comprando y decida por si solo si desea comprar tales alimentos o simplemente decir NO a los GMO's. Es más, en países asiáticos como Korea de sur, Japón y hasta la China tiene exigencias similares a la de la unión europea. En Estados Unidos, sin embargo, este requerimiento no existe y los consumidores están prácticamente ciegos al comprar sus alimentos. De acuerdo a la política de la FDA desde 1992, los alimentos con GMO's no tienen ninguna diferencia con los otros alimentos. Parece ser que la FDA no quiere escuchar ni tomar en cuenta la infinidad de estudios científicos que indican todo lo contrario. Los GMO's existen comercialmente desde 1994. Desde ese momento, la producción de este tipo de alimentos se ha multiplicado de una manera asombrosa. Más del 80% del maíz, algodón y soya producido en Estados Unidos son modificados genéticamente. El ya famoso aceite canola es también modificado de esta forma. Como ustedes ya deben de saber, la mayoría de los alimentos procesados son fabricados a base de maíz o soya. Lo que quiere decir que casi todos los alimentos procesados que se consumen en este país tienen cerca del 100% de estos organismos genéticos.

Desafortunadamente se cree que es por esto que el índice de alergias se ha disparado en los últimos 15 años. De acuerdo a varios expertos en este tema, el porcentaje de alergias de ciertos alimentos se incrementó a un 18% en el periodo de 1997 al 2007. Como era de esperarse, uno de los organismos de investigaciones de alergias dijo que esto era pura coincidencia. Muchos de los estudios hechos por grupos independientes dicen lo contrario.

Estados Unidos es el líder en plantaciones de estos organismos genéticos con un total aproximado de 70 millones de hectáreas en el 2010. Cada año las compañías como Monsanto están expandiendo su agenda a otros países para tener control total de las semillas de soya, maíz y otras. Para aquellos que no saben, Monsanto tiene patentes en estas semillas y nadie puede utilizarlas sin su consentimiento, Aquellos que lo hacen ya sea por conocimiento o por accidente, son demandados y perseguidos por la ley y obligados a quemar todas sus plantaciones. Por favor vean el documental "FOOD Inc.". Este le explica con más detalles éste tema de las semillas patentadas. No se usted, pero yo no considero que debería ser legal que NINGUNA compañía tenga una patente para producir la materia prima más básica de los alimentos como lo son la soya y el maíz. Al admitir esto, las compañías de alimentos hacen todo lo posible para que el proceso sea lo más barato posible y que las ganancias de la bolsa de valores sean substanciales y sus accionistas estén contentos. Cuando esto sucede, la misión o el incentivo de crear alimentos saludables no es su mayor prioridad. Las compañías tienen que optar por reducir costos año tras año porque el costo de la materia prima y gastos generales de mantenimiento y salarios de empleados suben sin excepciones. Esto quiere decir que las compañías reducen la calidad de los alimentos a través de nuevas tecnologías de proceso y muchas de estas optan por cambiar de ingredientes naturales por otros sintéticos y en muchas ocasiones tóxicos.

El daño que esto produce está por verse, pero lo que sí se sabe, es lo que dicen las estadísticas de la salud de los americanos, la cual no es muy saludable que digamos. Algunas de éstas indican que el índice de obesidad, diabetes, Alhzeimer's, cáncer, etc. ha incrementado de una manera aterradora. Por ejemplo, uno de cada 4 niños tiene incremento en el nivel de obesidad, uno de cada dos americanos muere de enfermedades cardiovasculares y uno de cada tres muere de cáncer. Estas son apenas unas cuantas. Lo más triste de todo esto es que las agencias que se crearon para regular y cuidar de la salud de los americanos no se percatan ni quieren escuchar ninguna de estas estadísticas ni la infinidad de estudios que conectan estas enfermedades a ciertos alimentos y medicinas. Es como si hubiera un complot o una alianza entre estas agencias (FDA, USDA, CDC) y las multinacionales de alimentos y medicinas.

La Sociedad Americana de Nefrología, dice que el número total de muertes asociadas con insuficiencia renal aguda (riñones) que requieren diálisis, se elevó entre 18.000 en el año 2.000 hasta 39.000 en el año 2.009. Este número es más que el doble en una década. Varios estudios en animales de laboratorio muestran que en solo 90 días de una dieta con alimentos que contienen GMO's, estos animales desarrollaron insuficiencia renal y problemas en otros órganos. ¿Coincidencia? Yo no creo. No se necesita ser un genio para darse cuenta que existe una correlación entre GMO's y posibles daños de los órganos. Un estudio publicado por el Diario Internacional de Ciencias Biológicas el cual analiza los efectos de los alimentos que contienen GMO's, encontró que el maíz de Monsanto está conectado con daños de órganos en ratas de laboratorio; en especial daños a los riñones, el hígado y otros.

Querido lector, no quiero asustarlo(a) pero si quiero que tome decisiones sabias a base de estudios publicados en diarios científicos y de medicina. Si por alguna razón usted decide ignorar esta información, le sugiero que al menos lo haga por sus hijos o nietos. El futuro saludable o de enfermedad de esos niños está en sus manos; no espere hasta que la FDA u otras entidades de salud gubernamentales lo acepten y tomen cartas en el asunto, porque es muy posible que tenga que esperar mucho tiempo para que eso pase.

Existen tres tipos de GMO's. Estos son:

BT Toxin: Se encuentran en el maíz, la soya y el algodón. Estos cultivos tienen su propio pesticida toxico.

Round up Ready: Esto quiere decir que el cultivo está listo para resistir el herbicida llamado Roundup el cual es muy potente y se usa para regar cultivos para protegerlos de insectos y otras pestes. El problema con este herbicida es que contiene un químico muy fuerte llamado glifosato, el cual destruye la flora intestinal y estudios Europeos indican que puede causar cáncer. El 70% del sistema inmunológico se encuentra en el intestino. Si el cuerpo no tiene suficiente flora intestinal, no puede producir triptófano. Sin triptófano, el cuerpo no puede producir serotonina y sin esta, el cuerpo no puede regular el azúcar en la sangre.

El último tipo es un cultivo que no contiene un pesticida inyectado. Por el contrario, es genéticamente modificado para crear cierta característica deseada. Los científicos inyectan esta característica en los cultivos, pero su efecto es despertar genes en los cuerpos de los niños. Todos deberíamos de estar preocupados por este tipo de GMO porque no se sabe que está pasando en nuestros cuerpos. No se ha hecho ningún tipo de pruebas para mostrar que esto es seguro. Por si no sabía, el causante número uno de muerte de niños es el cáncer. Casi todos los alimentos que sus niños consumen son hechos con GMO's.

Para concluir este capítulo quiero que sepa que en más de 50 países del mundo existen restricciones significativas o prohibiciones en su totalidad de alimentos modificados genéticamente. Algunos de estos países son Japón, China, Rusia, México, Perú, Brasil, España y muchos otros países de la unión europea. Sin embargo, en los Estados Unidos y Canadá, no existe ninguna restricción sobre estos alimentos. Aún más, en las últimas elecciones del 2012 en los Estados Unidos, compañías como Monsanto, Coca-Cola y Dow Corning entre otras, invirtieron más de $45 millones de dólares en campañas para que la proposición #37 no fuera aprobada en California. El propósito de esta proposición era de forzar a las compañías de alimentos y químicos que pusieran etiquetas en sus paquetes que dijeran que éstos son producidos con GMO's. De esta forma, el consumidor podía tener la opción de comprar o no esos alimentos. Desafortunadamente esos $45 millones de dólares pudieron convencer a los consumidores para votar en contra de dichas etiquetas. Me parece completamente absurdo que en un país tan poderoso y "libre" el pueblo tenga que votar por algo tan fundamental como esto. Porque tengo yo que suplicarle a estas compañías que me dejen saber si sus alimentos contienen o no GMO's? si yo quiero que mi familia no consuma esos alimentos, yo debería de tener el derecho de saber cuáles alimentos contienen GMO's. Por desgracia, la FDA o el gobierno parece que no le interesa si su pueblo se enferma o muere por causa de los GMO's. Parece que a estas entidades gubernamentales les interesara más que estas compañías se salgan con las suyas, porque eventualmente son éstas compañías las que en un futuro les van a aportar a los políticos con grandes sumas para sus campañas políticas o un empleo con un salario muy atractivo. Triste pero cierto.

Medicinas Aprobadas por la FDA

Sobre este tema puedo escribir un libro completo de 500 páginas, pero le explicaré los puntos más importantes y las medicinas más peligrosas. Este es uno de los temas que nadie quiere hablar o no se atreven a entrar en detalle de los peligros y efectos que éstas pueden causar cuando se usan a largo plazo. Por alguna razón, los medios de comunicación, los políticos, la FDA o en ciertas ocasiones, algunos doctores, no quieren traer este tema a colación. Como le expliqué antes y de acuerdo a las estadísticas del Centro de Control de Enfermedades (CDC, siglas en inglés) las medicinas aprobadas por la FDA y recetadas por doctores, terminan con la vida de más de 100 mil personas al año en los Estados Unidos solamente. Este número equivale a dos estadios de futbol completamente llenos de espectadores al año.

¿Se acuerda cuando los terroristas atacaron las torres gemelas de Nueva York en el 2001? ¿Quién se puede olvidar de eso verdad? Pues bien, ese día murieron un poco más de 3 mil personas inocentes y los Estados Unidos le declararon la guerra al terrorismo. El resto de la historia ya la sabe todo el mundo. Hoy han muerto más de 6,600 soldados en las dos guerras en el medio oriente. Estas muertes son trágicas y no deberían de pasar. Ahora bien, ¿porque entonces la FDA o los políticos no arrestan a nadie de las compañías farmacéuticas que venden las medicinas? ¿Porque el gobierno no le reclama a la FDA por aprobar esas medicinas que están matando miles de personas al año? Si estas medicinas están matando más de 100 mil americanos cada año por sus efectos secundarios, ¿porque la FDA no levanta una bandera roja y dice algo al respecto? No sé ustedes que piensan, pero 100 mil personas al año es una tragedia de grandes magnitudes. ¿Porque nadie se atreve a hablar de esto? Solo un grupo de entidades independientes como Naturalnews.com o Food Democracy Now, entre otras, se atreven a hablar de esto en entrevistas de radio y televisión. Es triste saber que esto está pasando año tras año, pero a nadie parece importarle.

Yo me pregunto por qué razón los canales nacionales de televisión no tocan este tema como una noticia de alerta o de última hora o de una tragedia sin precedentes. ¿Porque hacen tanto alboroto por la vacuna contra la gripe o contra la gripe porcina? Se aseguran que todo el mundo sepa que la vacuna está disponible y que si no se la aplican las consecuencias pueden ser fatales. Pero no le dicen al público que los efectos secundarios de estas vacunas y las medicinas en general también pueden ser fatales. En muchos casos las vacunas son más peligrosas que beneficiosas. No se ha comprobado que las vacunas sean efectivas. La literatura que viene con éstas vacunas dice bien claro que no existe ninguna correlación entre la presencia de un antivirus y la protección contra la enfermedad. Entonces parece que alguien asumió que si se le aplica una substancia al organismo y el cuerpo desarrolla un anticuerpo a esta substancia, entonces la persona queda inmune y no se va a enfermar. Esto es completamente falso porque el sistema inmunológico es muy complejo y éste se puede comprometer si existen varios factores presentes en el momento de algún ataque externo como un contagio. Por ejemplo, si una persona se aplica la vacuna contra la gripe y esa persona se alimenta muy mal o está más expuesta a contacto con otras personas que tienen la gripe o tiene un nivel de estrés muy elevado, esa persona se va a enfermar por más vacunas que se haya aplicado. Ahora, si una persona se alimenta saludablemente, no tiene estrés y tiene poco contacto con personas enfermas, lo más probable es que esa persona no se enferme nunca. Les doy este ejemplo porque yo nunca me he aplicado la vacuna contra la gripe y le puedo decir que en los últimos 9 años que me alimento saludablemente no me he enfermado de la gripe ni una sola vez a pesar que trabajo en un edificio con más de 300 personas con aire acondicionado que circula todos los estornudos y las alergias de todos aquellos que ya llevan consigo la gripe y otras enfermedades contagiosas. Esto quiere decir que el problema no está en el virus o en la enfermedad, el problema radica en el estado de salud de la persona y que tan comprometido esté el medio en el que vive.

Existen una infinidad de medicinas que se han retirado del mercado porque causaron tantas muertes que la FDA no le quedó ningún remedio que retirar su circulación. Aquí les suministro algunas de ellas, pero créame, que la cantidad de estas medicinas es mucho mayor.

VIOXX

Empecemos con Vioxx, esta medicina fue una de las más vendidas en los Estados Unidos con ventas cerca de los $2.6 Billones de dólares al año. Esta medicina era recetada a personas con dolores crónicos y agudos generales y con dolores relacionados con la artritis. Después de una montaña de evidencia que claramente indicaba que ésta medicina estaba causando miles de muertes por ataques al corazón y derrames cerebrales, la compañía MERCK la retiró del mercado cinco años después de su aprobación de la FDA. Sin embargo, esta medicina ya había matado un número aproximado de 60 mil personas y había causado daños permanentes a unas 140 mil personas según un artículo publicado por el respetable doctor Mercola en mayo del 2012. Lo más destacable de esto, es que la agencia FDA no fue la que forzó a la compañía MERCK a retirarla del mercado; fue la misma MERCK la que lo hizo después de la cantidad de evidencias presentadas por los médicos, hospitales y grupos independientes que la obligaron a conducir un estudio clínico interno que mostraba claramente que los efectos secundarios de esta medicina eran supremamente peligrosos y fatales. Mi pregunta es, ¿porque no lo hizo la agencia FDA? ¿Acaso esta agencia no fue creada para regular las farmacéuticas y cuidar la salud de los pacientes? Al menos eso es lo que la mayoría de las personas creen.

En una audición del congreso en el 2005 se demostró que MERCK sabia de los efectos fatales de VIOXX relacionados con ataques al corazón, pero les explicó a sus vendedores que no mencionaran nada de los ataques al corazón y por el contrario que les aseguraran a los doctores que ésta medicina tenia riesgos mínimos. Esto puede ser una prueba que el mercadeo de las medicinas está lleno de engaños y mentiras para poder vender sus medicinas de una manera rápida, sin importarle los daños que éstas causen a la sociedad.

"Los más de 3.000 representantes de ventas de la compañía MERCK están entrenados de una manera extraordinaria para capitalizar cualquier interacción con los doctores" dijo el representante de California, Henry Waxman, durante la audición del congreso. *"Pero cuando se trató de la información que los doctores más necesitaban sobre VIOXX de acuerdo a sus riesgos – las respuestas de MERCK parecen ser desinformación y censura"* añadió el representante Waxman.

El Doctor David Graham quien fue un investigador de seguridad de alto mando en la FDA dijo lo siguiente en una audiencia en el congreso de los Estados Unidos *"La FDA no tiene la capacidad para proteger a los americanos"*. Prácticamente la FDA no tiene la capacidad de estudiar a fondo todas las medicinas y alimentos que se aprueban en los Estados Unidos. Recordemos que la FDA no tiene laboratorios para probar las medicinas o alimentos que ésta agencia aprueba año tras año. Ellos basan sus aprobaciones en los estudios suministrados por las multinacionales farmacéuticas y de alimentos. En mi opinión, ninguna de sus aprobaciones es efectiva ni segura.

AVANDIA

Sigamos con la medicina AVANDIA, de la multinacional GlaxoSmithKline, GSK. Esta medicina está ligada con más de 10.000 muertes relacionadas con ataques al corazón, derrames cerebrales y daños permanentes del hígado entre otros. Desde que esta medicina se aprobó en 1999, GSK sostuvo que ésta era efectiva y segura si se usaba apropiadamente. Sin embargo, una multitud de estudios independientes mostraron que ésta medicina era supremamente peligrosa y los riesgos no justificaban el poco beneficio. Estudios efectuados en el 2011-2012 por GSK mostraron que definitivamente esta medicina incrementaba el riesgo de ataques al corazón y derrames cerebrales. Pero esto ya lo sabía GSK desde 1999, porque sus propios documentos que salieron a la luz confirmaron lo que muchos estudios independientes afirmaban. Pero en vez de publicar estos resultados y alertar a la FDA, parece que esta farmacéutica gastó 11 años tratando de cubrir ésta evidencia. Además, el senado de los Estados Unidos acusó a GSK de no publicar otro estudio hecho por la misma compañía en el 2003 donde mostraba claramente que más pacientes murieron del corazón cuando tomaron esta medicina que aquellos que tomaron una píldora placebo. Un placebo es prácticamente una píldora de azúcar para hacer creer a los pacientes que están tomando la misma medicina que se está tratando de aprobar. GSK tuvo ventas impresionantes, cerca de los $3.2 Billones de dólares solo en el 2006. De acuerdo a un científico de la FDA un número aproximado de 100.000 ataques al corazón son atribuidos a esta medicina e incrementa el riesgo de ataques en un 43%. La FDA sabía de estos riesgos desde el 2007 pero a pesar de las evidencias y en lugar de retirarla del mercado, la FDA dejo que esta medicina se siguiera vendiendo con la condición que la literatura que viene con la medicina tuviera un pequeño aviso en la parte inferior de este folleto llamada caja negra (black box). Como era de esperarse, miles de personas más murieron entre el 2007 y el 2012 cuando esta medicina fue finalmente retirada del mercado. De nuevo me pregunto, ¿porque la FDA se demora tanto en retirar del mercado una medicina tan peligrosa inclusive cuando existe tanta evidencia de sus riesgos? Lo más triste de todo esto es que nadie va a la cárcel porque la compañía GSK como las otras farmacéuticas no son una persona sino una corporación, entonces no tienen a quien echarle la culpa. Todas esas muertes se quedan impunes. Lo único que se hace es una demanda monetaria para cubrir gastos de daños y perjuicios, pero la cantidad es mínima comparada con los billones de dólares que las compañías hacen en ganancias por el tiempo que la medicina está bajo la patente. Hablando de esto, la patente de esta medicina se venció en el 2012, ¿será por eso que la FDA no actuó en los años anteriores? ¿Será que los lobistas (cabilderos) de esta farmacéutica convencieron a la FDA para no retirarla del mercado hasta que la patente se venciera? Lo pone a pensar a uno, ¿verdad? Tal vez es difícil creerlo, pero parece que la FDA no estuviera actuando a favor de los pacientes o usuarios más necesitados sino a favor de estas multinacionales que lo único que les importa son sus accionistas o inversionistas de la bolsa de valores. Lo peor es que la FDA no le responde al gobierno porque es una agencia libre de cualquier regulación y ellos mismos eligen a sus cabecillas o ejecutivos. Es por eso que la mayoría de estos agentes de la FDA ahora trabajan como altos ejecutivos para las grandes farmacéuticas o las corporaciones de alimentos y químicos y viceversa. ¿No creen ustedes que estos ejecutivos se vean envueltos en conflictos de interés personal cuando tienen que aprobar una medicina o alimento de estas corporaciones gigantescas? En mi opinión, esto es exactamente lo que sucede y es por eso que yo no confío en la transparencia de la FDA ni en los productos aprobados por esta agencia. Parece que existe mucho favoritismo a ciertas corporaciones porque ellos saben que eventualmente una de estas compañías le va a brindar un puesto de alto mando con un salario bastante atractivo.

MIRENA IUD

Este es un contraceptivo intrauterino en forma de "T" de tamaño pequeño que se inserta en el útero por un doctor certificado. Este anticonceptivo se implanta por un periodo de hasta 5 años para prevenir embarazos.

Se han reportado muchos efectos secundarios. Algunos de estos son efectos menores como infecciones o inflamación de la pelvis. Algunas de las complicaciones son más severas y pueden llevar a problemas graves. Estas incluyen perforaciones del útero, el cuello uterino e intestinos. En algunos casos este aparato tiene que ser removido por medio de cirugía porque se puede mover a otras partes internas del cuerpo. Los siguientes son varios de los efectos secundarios de esta medicina según su propia documentación: sangrado o hemorragia anormal no relacionada con el periodo, Incremento de azúcar en la sangre, Quistes en los ovarios, Ampliación de un ovario, Energía baja, Mareos, Retención de agua, Dolores estomacales severos, Diarrea, Vomito, Depresión, Dolor en los senos, Perdida del cabello, Poco deseo e interés al sexo, insomnio y Acné.

Recuerden que este anticonceptivo como todas las medicinas prescritas por un doctor o vendidas en una farmacia son aprobadas por la FDA y por consiguiente la mayoría de las personas confían que son completamente seguras.

Algo que me parece completamente inexplicable es el hecho que la mayoría de las personas se preocupan por comprar seguros de vida, seguros de salud y para el carro al igual que instalar alarmas en su casa y el carro como prevención y para que estén "seguros" de cualquier enfermedad o peligro. Se aplican cremas para protegerse de los rayos solares y hasta le compran seguro de salud a las mascotas. Sin embargo, no se preocupan por comer saludablemente para darle al cuerpo un seguro de salud natural. En ciertas ocasiones les digo a ciertos amigos y familiares que no tomen gaseosas (o sodas) regulares o dietéticas, o que eviten tomar leche homogenizada y pasteurizada; y la respuesta que recibo es algo así como "de algo nos tenemos que morir". Eso es verdad, pero lo que no toman en cuenta es que sus últimos años de vida podrían ser miserables no solo para ellos, sino para sus seres queridos que tendrán que cuidarlos hasta que den su último suspiro. Piénselo bien, nadie desea ser una carga para sus seres queridos, ellos también tienen sus familias y sus propios problemas. Con nuestro propósito para lograr una vida saludable, que mejor que llegar a una edad avanzada valiéndonos por nosotros mismos. Yo sé, al igual que ustedes, que una soda al día no lo va a matar, pero el daño que se está haciendo lentamente es monumental y permanente. Lo peor del caso es que entre más años tiene la persona (después de los 55) menos células produce y más rápido es el declive físico y de salud. Recuerden mi consejo que dice… La prevención es mil veces mejor que la medicación.

ZOLOFT

Antes de empezar con esta medicina, quiero preguntarles una cosa… ¿No creen ustedes que es muy normal que en ciertas ocasiones nos sintamos tristes, solos, enojados o ansiosos por alguna razón? Pues lamento decirles que el sistema de salud de los Estados Unidos y del mundo en general cree que estas emociones no son normales y que se tienen que tratar con medicinas Psiquiátricas que pueden ser altamente nocivas para su salud mental y física.

Zoloft es una de las medicinas más recetadas para la depresión en el mundo. Esta hace parte de la familia de medicinas que se llaman inhibidores selectivos de la recaptación de serotonina (o SSRI's por sus siglas en Ingles). Otras medicinas de esta misma familia son Prozac, Luvox, Lexapro y Paxil entre otras. Estas medicinas tienen efectos secundarios supremamente peligrosos. Las ventas de este tipo de medicinas fueron casi de US$10 Billones de dólares solo en Estados Unidos en el 2010. Estas medicinas son recetadas "normalmente" a personas mayores de 60 años de edad. Note como escribí "normalmente" entre asteriscos para resaltar que en mi opinión no debería ser normal recetar estas medicinas a ninguna persona. Una de las razones por la que esta medicina es recetada a este grupo demográfico es porque este grupo acuden a sus doctores al sentirse deprimidos, solos, tristes, después que muere su conyugue o cuando se encuentran solos por mucho tiempo y no tienen familiares y amigos con quien compartir sus últimos años de vida. Aquí en los Estados Unidos es muy común ver como los ancianos son abandonados en ancianatos por sus seres queridos y es lamentable ver como estos ancianos viven solos sin las visitas frecuentes de sus hijos, nietos o familiares. La cultura hispana y asiática es muy diferente en este sentido ya que la mayoría prefiere tener a sus padres o abuelos en sus casas hasta el último suspiro de éstos. Obviamente existen excepciones en ambas culturas. En muchas ocasiones estas medicinas no deberían de ser recetadas, porque la depresión en estos casos es algo normal ya que una persona podría sentirse deprimida cuando sus familiares no la visitan o la ignoran por completo. El mejor remedio para estas personas es buscarles u ofrecerles alternativas como pasatiempos y que puedan entretenerse, reír, hacer ejercicios y mantenerse ocupados para llenar esos vacíos diarios que le ayudaran a no sentirse solos. La solución no está en este tipo de medicinas.

Conversando un día con un amigo del trabajo me preguntó, bueno y entonces ¿qué se hace cuando estas personas están tan deprimidas y aquellos que quieren suicidarse? Para responder a esta pregunta quiero presentarle uno de los efectos secundarios de estas medicinas. Pensamientos suicidas y homicidas son muy comunes en la mayoría de las personas que toman estas medicinas. Es más, muchos de los hechos atroces de violencia que han sucedido en los últimos años en Estados Unidos y el mundo, han sido perpetrados por personas que estaban tomando este tipo de medicinas. Entonces, no creen ustedes que, si uno de los principales efectos secundarios de estas medicinas es de pensamientos suicidas, es muy peligroso seguir recetando estas medicinas. Y ¿no creen que es muy probable que sean las medicinas las que están causando un número alarmante de suicidios y homicidios? Nadie se percata de estos efectos secundarios altamente dañinos y la sociedad no percibe la conexión entre estos hechos violentos y las medicinas mencionadas. De acuerdo a las estadísticas de los soldados americanos de las guerras de Afganistán e Irak, más soldados mueren en Estados Unidos por suicidios que aquellos que mueren luchando en esos dos países. Pero nadie cuestiona al sistema de medicina de este país. Nadie trae a debate la posible conexión entre estas medicinas prescritas a los pobres soldados por el síndrome depresivo post guerra o por otras razones. En el 2012 por ejemplo, se suicidaron 303 soldados y murieron 212 en combate en Afganistán.

Otra parte muy grave y que muchos no saben es que muchas de estas medicinas nunca se han probado en niños menores de 18 años. Más, sin embargo, en Estados Unidos es muy común recetar este tipo de medicinas a menores que han sido diagnosticados con Desorden Hiperactivo de Deficiencia de Atención (ADHD por sus siglas en Ingles). En mi opinión y la de varios científicos y expertos en la materia, esta "enfermedad" fue inventada como parte del mercadeo de las farmacéuticas para vender estas medicinas a un grupo demográfico más joven y más fácil de recetar. Recuerden que estas medicinas fueron originalmente creadas para las personas mayores de 60 años. El doctor Breggin quien escribió el libro llamado *Toxic Psychiatry*, describe un estudio muy preocupante publicado en el Diario Americano de Psiquiatría en febrero de 1990, donde seis pacientes deprimidos que estaban libres de cualquier pensamiento suicida antes de tomar Prozac, desarrollaron pensamientos violentos e intentos de suicidio después de tomar esta medicina por solo dos a siete semanas. Algunos de estos pensamientos duraron entre tres días y hasta tres meses después de haber dejado de tomar esta medicina. En agosto de 1990, la compañía Dista Products que es una subdivisión de Eli Lilly añadió pensamientos suicidas en un panfleto para los doctores, explicando el peligro de esta medicina conectado con este tipo de efectos. Ahora la pregunta del millón, ¿porque la FDA no toma cartas en el asunto e investiga estas medicinas un poco más a fondo? No queme neuronas tratando de responder esta pregunta. En mi opinión la respuesta es simple, la FDA no la va a retirar del mercado hasta que la patente de estas medicinas se venza ya que las farmacéuticas van a perder mucho dinero si las retiran antes. También recuerden que, si la FDA retira del mercado cualquier medicina aprobada por ellos, la reputación de esta agencia va a ser cuestionada. Esta agencia basa sus aprobaciones en los estudios que hacen las mismas compañías que quieren que sus medicinas sean aprobadas. ¿No me creen? Usted puede ingresar a la página de internet www.fda.gov/drugs/developmentapprovalprocess/default.htm y darse cuenta por si solo que las medicinas que usted toma o las que le da a sus hijos no han sido nunca probadas por la FDA ni por el Centro de Evaluación e Investigación de Medicinas. Esta agencia solo revisa la documentación suministrada por las farmacéuticas y luego aprueba su uso después de concluir que la medicina es "efectiva" y "segura". Además, la FDA solo requiere que dos de los muchos estudios que las farmacéuticas hacen tengan reportes positivos sin importarle que estas compañías escojan los mejores resultados de dichos estudios. Tenga en cuenta que las farmacéuticas tienen que realizar varios estudios porque la mayoría de ellos resultan con reportes negativos y altamente nocivos para la salud humana; y en muchas ocasiones con resultados fatales. Esta agencia se enorgullece diciendo que los Estados Unidos tiene el sistema farmacéutico más avanzado del mundo. Si esto es verdad, ¿porque entonces mueren más de cien mil personas cada año como resultado de medicinas aprobadas por la FDA? ¿Porque entonces los Estados Unidos gastan más dinero que cualquier otro país en el mundo en el sistema de salud (al cual yo le denomino, sistema de enfermos) pero ocupan el último lugar en longevidad entre 16 países industrializados del mundo incluyendo Japón, Australia, Suiza y Noruega? Piénselo muy bien, los Estados Unidos tienen más personas obesas y enfermas que cualquier otro país del mundo. Es muy probable que las medicinas y la alimentación sean las causantes principales de esta tragedia.

Medicinas Estatinas (Para el colesterol)

Las Estatinas son aquellas aprobadas para bajar el colesterol total de la sangre. Estas son en mi opinión unas de las peores medicinas recetadas en el mundo. Por alguna razón, el colesterol fue nombrado el malo de la película hace un tiempo atrás. Hoy todo el mundo habla del colesterol como si fuera un cáncer que hay que erradicar de inmediato. Lo que no saben la mayoría de las personas es que el colesterol es supremamente esencial para la salud, es por eso que el cuerpo lo fabrica por medio del hígado. Un colesterol muy bajo es más peligroso que muy alto. Según estudios sobre el tema, un colesterol muy bajo es responsable de miles de muertes al año en los Estados Unidos.

Un estudio japonés concluyó que los hombres con un colesterol por debajo de 161 mg/dl tenían un incremento en la tasa de mortalidad de 49% relacionado con derrames cerebrales, fallos cardiacos y cáncer. Las mujeres tenían un 50% de incremento de mortalidad por la misma razón. Sin embargo, aquellos con un colesterol de 242 mg/dl y más, no tenían ningún riesgo de muerte. Esta clase de estudios es constantemente ridiculizada por el sistema de medicina de los Estados Unidos y cada que un doctor o científico sale a la luz y contradice cualquier estudio creado para beneficio de una medicina y lo comparte con las noticias, este doctor es amenazado con perder su licencia o es ridiculizado por el sistema con la ayuda de la prensa nacional que aumenta la noticia y lo pone por el suelo cuestionando su credibilidad en la comunidad científica.

¿Porque se crearon las medicinas estatinas? Hace algún tiempo se reunieron varios científicos y doctores y concluyeron que un colesterol de más de 200 mg/dl era peligroso porque podía causar placas en las paredes de las arterias. Según muchos estudios científicos y de grupos independientes eso no es cierto. Lo que sí es verdad es que una dieta alta en grasa saturada animal como la leche, carne, pollo y otros, está asociada con un aumento en los niveles del colesterol malo (LDL por sus siglas en Ingles), el cual ayuda a crear placa en las arterias y eventualmente elevar la presión arterial. Los científicos y doctores que apoyan y confirman que un colesterol total que está por encima de los 200 mg/dl es muy peligroso y puede causar enfermedades cardiacas, no entienden porque hay miles de personas en el mundo que tienen el colesterol más alto que los 400 mg/dl y en ciertas personas hasta de 600 mg/dl y viven sin problemas del corazón ni de otra enfermedad cardiaca. Rodrigo, el cuñado de mi hermano, por ejemplo, tenía el colesterol en más de 2000 mg/dL y los triglicéridos en más de 1500 mg/dL hace más de 10 años. Sus niveles eran tan altos que el doctor no podía creer que estuviera vivo con estos niveles. Le ordenaron repetir los exámenes de sangre para estar seguros que no existía un error. Al darse cuenta que no era un error, lo enviaron a un tratamiento especial en los laboratorios de una universidad muy prestigiosa en Miami, Florida. Le recetaron medicinas estatinas para bajar el colesterol y los triglicéridos, pero después de un tiempo de estar tomando estas medicinas, Rodrigo se dio cuenta que el efecto de esta medicina lo mantenía muy débil y con mucho dolor de músculos, lo cual es uno de los efectos más comunes de las estatinas. El mismo empezó a leer y educarse sobre su caso y se dio cuenta que la dieta era una de las principales causantes de su condición. Sin embargo, lo que más le ayudó a bajar el colesterol y los triglicéridos fue la adición a su dieta de beber mucha agua. Rodrigo hace aproximadamente tres años que no toma ninguna medicina para controlar el colesterol y actualmente sus niveles están prácticamente controlados y en un rango razonable. Así como Rodrigo existen miles de personas en todo el mundo y en especial en el norte de Italia donde hay una villa llamada Stocarreddo cerca de Venecia donde casi el 40% de los residentes tienen el colesterol total por encima de los 600 mg/dL y no sufren de enfermedades cardiacas. Mucha gente no lo sabe, pero el colesterol de los perros es más o menos de 400 mg/dL, sin embargo, no se mueren de ataques al corazón con la misma frecuencia que les pasa a los humanos. El colesterol es muy importante. Lo que tenemos que tener cuidado es con la grasa animal saturada y la vida sedentaria.

Estas medicinas estatinas tienen efectos secundarios muy peligrosos. Muchas clínicas independientes, doctores y científicos advierten que estas medicinas pueden causar problemas cardiacos, lo cual es irónico porque fue para eso que supuestamente fueron desarrolladas. La razón de esto es precisamente porque uno de los efectos secundarios es bajar el nivel de la Co-encima CoQ10. Esta Co-encima es una de las responsables de mantener el corazón (el cual es un musculo) activo y con la energía que necesita para seguir palpitando. Cuando el nivel de CoQ10 se reduce, el corazón y todos los músculos del cuerpo se debilitan. Es por eso que las personas que están tomando estas medicinas se sienten cansadas y con dolores musculares y mialgia. Muchos países de Europa requieren que el pequeño libreto que viene con estas medicinas tenga una precaución en el recuadro negro ubicada en la parte inferior de este. Esta precaución advierte a los doctores que les comuniquen a sus pacientes que deberían tomar cierta cantidad de miligramos de CoQ10 mientras estén tomando Estatinas. Esto ayuda a reponer los niveles que estas medicinas reducen. En los Estados Unidos, sin embargo, la FDA no requiere esta clase de precaución a pesar de la cantidad de datos que demuestran el peligro de no hacerlo. Otros de los efectos secundarios de las estatinas son diabetes tipo II, daños al hígado, disfunción eréctil, dolores articulares, diarrea, dolores estomacales, toxicidad hepática, cambios de humor, dificultad para dormir o depresión. También se ha reportado casos de rabdominuólisis la cual consiste en la ruptura de fibras musculares. Estas fibras pueden ser absorbidas por el sistema circulatorio y causar toxicidad en los riñones y pueden llevar al daño renal. Tal es el caso del fármaco Cerivastatin que fue retirada del mercado por causar este mismo problema. Recuerden que este fármaco como todas fue aprobado por la FDA.

Otro de los efectos secundarios es el posible daño que le hace al hígado ya que estas medicinas al igual que la mayoría de los otros fármacos, dependen del hígado para poder trabajar eficazmente. Las medicinas le roban encimas al hígado para hacer su trabajo. Si el paciente no se alimenta bien o no repone esas encimas y minerales, el hígado empieza a tener deficiencias y requiere que los riñones trabajen extra para ayudarle. Si a todo esto le añadimos un alto consumo de bebidas alcohólicas, poco a poco el hígado y los riñones se debilitan al punto de fallar y causar complicaciones graves que eventualmente llevan a la muerte a muchas personas.

Otro de los efectos de las estatinas es la enfermedad de Lou Gehrig o Esclerosis Lateral Amiotrofica. El diario de Wall Street reportó en Julio del 2007 la posible conexión de las estatinas y esta enfermedad. Ahora recuerden que todo organismo humano es diferente y estos efectos secundarios no afectan a todo el mundo por igual. El cuerpo humano es muy complejo y tiene millones de reacciones químicas y biológicas dependiendo de la alimentación, el medio ambiente y ciertos genes.

Existe cantidad de suplementos que se cree pueden bajar el colesterol y ayudar a balancear el perfil lípido de una forma natural y sin efectos secundarios peligrosos. Entre estos suplementos se encuentra el arroz de levadura roja, Omega 3, Guggul (planta de la India), Acido Ferulico, Lecitina, Aceite de semilla de calabaza, Quercetin A, Raiz de jengibre. Se cree que el Guggul también ayuda a pacientes con artritis, acné, hemorroides, infecciones del tracto urinario e inclusive para estimular la pérdida de peso. Un estudio de las células humanas en el 2007 encontró que el Guggul indujo la muerte de células del cáncer de próstata y un estudio en el 2008 reportó que el Guggul redujo tumores de la piel en ratas.

Por último, quiero agregar lo siguiente, si usted desea parar su medicina estatina, por favor consulte con su médico general antes de hacerlo porque solo él puede saber si es lo más adecuado para usted. Yo solo le estoy dando datos basados en los efectos secundarios que nadie lee en sus medicinas y le estoy suministrando información con alternativas diferentes a esas medicinas. De cualquier manera, la última decisión de parar las estatinas y empezar a tomar estos suplementos la tiene usted. Edúquese usted mismo(a) preguntándole al doctor, leyendo estudios científicos y lo más importante leyendo el panfleto que viene con cada medicamento, no solo las estatinas sino también aquellas medicinas que le da a sus hijos. Si usted cree que los doctores lo saben todo y lo que ellos dicen o recomiendan es lo mejor para usted o sus hijos, lamento decirle que está cometiendo un error gravísimo. Los doctores saben mucho, salvan vidas y pueden ayudarlo, pero no lo saben todo y como humanos que son también cometen errores médicos que pueden empeorar su condición, sin querer por supuesto.

Mi deseo y mi reto

Esta parte del libro la escribí de una forma fácil de leer y con información concreta que se pueda aplicar a su vida diaria. La escribí en forma de presentación para que el lector entienda de manera más visual cuales son los causantes de las enfermedades y dolencias que están amenazando su salud. Mi deseo es que usted aplique estas recomendaciones y se las comunique a sus seres queridos y amigos para que ellos también disfruten de una vida llena de salud física y mental. Espero que me ayude a trasmitir este mensaje de salud y vida a muchas personas para que poco a poco se reduzcan las estadísticas de muertes por medio de la prevención y buena alimentación. Es mi deseo que algún día se utilicen las medicinas solo en casos de emergencia o en situaciones extremas, también es mi deseo que las medicinas no sean la primera medida a tomar cuando su hijo tenga fiebre en menor grado o una toz leve. Espero que los gobiernos no exijan a los ciudadanos a inyectarse las vacunas que hoy son rutinarias; estas vacunas deben de ser voluntarias y el gobierno tiene la obligación de educar a su gente debidamente y correctamente para que conozcan sus efectos y contraindicaciones.

Este es mi reto, lograr que se entienda que las medicinas no son la solución para vivir saludablemente. Estas no son el camino a una vida plena y sin dolencias. Las medicinas son nocivas y solo se deben de usar en casos extremos de dolor o como una última alternativa. Su mejor opción debería de ser la prevención a base de buena alimentación y nutrición. Los alimentos balanceados son verdaderamente la mejor alternativa para mantener el cuerpo sano y el sistema inmunológico fuerte en todo momento.

Si las medicinas son tan buenas, yo reto a cualquier persona que esté tomando 10 medicamentos en este momento a comparar resultados de exámenes de sangre y físicos con los míos o de cualquier otra persona que viva con los mismos conceptos saludables y sin medicinas. Yo sé que no existe tal persona y es por eso que les recomiendo que se mantengan saludables a través de la prevención antes de lamentarse y tener que acudir a la medicación. Acompáñenme a descubrir la razón por la cual las personas se enferman, los invito a disfrutar de esta parte del libro para que viva como se merece, sin dolor ni medicinas y sin enfermedades críticas o crónicas. Evite ser parte de las estadísticas negativas de estas medicinas. Acompáñeme a vivir saludablemente hasta el último suspiro de su vida.

Como le mencione antes, consulte con su doctor antes de hacer algún cambio en su dieta o estilo de vida.

Tópicos a cubrir estilo presentación

- Ingredientes en las comidas procesadas

- Alimentos buenos y malos

- Importancia de los suplementos

- Enfermedades y posibles curas

- La importancia del Ph en la sangre

  o Tabla de alimentos ácidos

  o Tabla de alimentos alcalinos

- Índice glucémico

  o Tabla de alimentos con alto, medio y bajo nivel de índice glucémico

- Vacunas y sus peligros

- Hierbas naturales y sus poderes curativos

Ingredientes

- Aceites hidrogenados (Grasas Trans)

- Omega 6

- Glutamato Monosódico (MSG)

- Jarabe de Maíz Alto en Fructosa, conocido como High Fructose Corn Syrup (HFCS)

- Colores, sabores y azucares artificiales

- Nitratos y nitritos en carnes procesadas

- Aluminio y Parabenas en desodorantes

Aceite Hidrogenado o grasas Trans

Estos aceites o grasas son extremadamente peligrosos para su salud y se deben de evadir a toda costa. Estos no tienen ningún valor nutricional para los humanos ni los animales ya que son producidas en un laboratorio al introducirle hidrogeno cuando son calentadas a altas temperaturas. Estas grasas son muy beneficiosas para las compañías que las producen porque son económicas de producir y hacen que los productos duren más tiempo en los estantes de los supermercados. Estas grasas se encuentran en toda clase de alimentos incluyendo mantequilla, margarina, galletas, helados, queso crema y una gran cantidad de alimentos procesados. Por favor, lea los ingredientes y tome las decisiones correctas. Es muy importante que entienda este concepto y lo elimine de su dieta de inmediato. Los siguientes son algunos de los riesgos que produce este aceite:

- Aumenta el colesterol y el LDL (colesterol malo).
- Disminuye el HDL (colesterol bueno).
- Coagula arterias que van al cerebro y corazón.
- Causante #1 de enfermedades al corazón.
- Incrementa el riesgo de contraer diabetes.
- Pueden causar cáncer, obesidad y enfermedades del hígado.
- Aumenta la vida del producto. Esto solo es bueno para las compañías.
- Un incremento de 2% incrementa el riesgo de diabetes en un 39%.
- Es un veneno que causa la desintegración lenta de todas las células del cuerpo.
- Causa presión alta, acné e infertilidad.
- Crea radicales libres y promueve inflamación interna.
- Reduce el metabolismo, tal vez porque endurece las células.
- Reduce poco a poco la mitocondria en las células.

Estadisticas y datos curiosos

• Uno de cada dos americanos muere por enfermedades al corazón cada año.

• Cada 34 segundos una persona muere por enfermedades del corazón.

• Cada 20 segundos se reporta un ataque al corazón.

• Los hombres sufren de un ataque al corazón 10 años más temprano que las mujeres.

• Un experto de Harvard dijo: *"Si se reemplaza las Grasas Trans con aceites naturales se pueden evitar 30.000 muertes al año"*. Estoy seguro que esto no lo escucho usted en las noticias.

• Papas fritas pequeñas contienen 1.5 días de grasas Trans según las reglas de dieta nutricional.

• Expertos naturistas y científicos dicen que la única porción segura de grasas Trans es CERO .

Omega 6

Estas grasas son llamadas ácidos grasos esenciales y su cuerpo los necesita para construir células sanas y mantener el sistema nervioso y la función cerebral. Sin embargo, la dieta típica estadounidense contiene un número elevado de Omega 6 y por lo tanto se debe reducir para alcanzar un equilibrio óptimo. Las grasas Omega 6 están por todas partes en la cadena alimentaria, desde galletas, pasteles y donuts hasta el maíz y la soya transgénica o genéticamente modificada. Los humanos consumimos demasiada Omega 6 porque la mayoría de los alimentos procesados contienen algún tipo de aceites de soya o a base de maíz. La proporción ideal de ácidos grasos omega 3 y omega 6 debe ser de 1:1, pero la dieta americana estándar tiene una proporción de 1:20 de omega 3 y omega 6, respectivamente. Esta es una mala noticia porque el exceso de ácidos grasos omega 6 y muy poco omega 3 puede causar estragos en sus células y tejidos y causar inflamación interna que causa una sobre estimulación del sistema inmunológico.

• Se cree que Omega 6 en exceso es uno de los causantes principales del cáncer de seno.

• También se le llama grasa Poli-insaturada.

• Estudios indican que causan obesidad.

• El alto consumo incrementa las probabilidades de casi todo tipo de cáncer por la producción de compuestos tóxicos.

• Estos aceites también se asocian con ataques al corazón, artritis, presión alta, inflamación, depresión y osteoporosis.

Fuentes: Aceites vegetales como el de safflower (cártamo), de maíz, de palma, de girasol, semilla de algodón y aceite de soya

Glutamato Monosódico o MSG

- Esta es una Neuro-Toxina o Toxinas exaltantes que eliminan células cerebrales lentamente.

- Ataca la barrera o membrana del cerebro.

- Se pega a los tejidos y crea radicales libres.

- Conectado con enfermedades como Alzheimer's y el Parkinson's.

- Nunca fue probada en laboratorio, pero fue aprobada por la FDA de la misma forma que la sal y la pimienta.

- La FDA advierte que el MSG es peligroso en niños y ancianos. Si este es el caso, ¿porque no la retira del mercado?

- Dr. Schwartz – Dice que dos cucharadas de MSG en un pedazo de pan puede matar un perro de tamaño mediano en cuestión de minutos. ¿Que cree usted que le puede causar a un humano?

- En los 50's en los EEUU se consumía 12 gm/año por persona, hoy se consume 450 gm/año por persona. Esto es gravísimo.

- Los humanos son 5 veces más sensitivos que las ratas. Recuerden que las ratas se usan para probar estos ingredientes en laboratorios.

- El MSG está escondido en 35 diferentes nombres. La mayoría de estos están descritos en las siguientes páginas.

Ingredientes que contienen MSG

- Germen Autolizado
- Caseinato de Calcio
- Gelatina
- Glutamato
- Ácido Glutamico
- Proteina Hidrolizada
- Proteina de Soya Hidrolizada
- Glutamato MonoPotasio

- Caseinato de Sodio
- Extracto de Germen
- Nutriente de Germen
- Proteína en Textura
- Salsa de Soya
- Pectina
- Extracto de Proteína de Planta
- Proteína Fortificada
- Condimentos
- Proteína de Soya

- Maltodextrina
- Carragenina
- Proteína de Maiz
- Proteína de Suero de Leche
- Sabores Naturales
- Extracto de Malta
- Malta de Cebada
- Sabores de Caldo (en cubo y en polvo)

Alimentos que contienen MSG

- Compotas
- Jamón
- Tocino
- Peperoni
- Jugos en botella
- Sopas enlatadas
- Tofu no orgánico
- Crema o helado
- Mezcla de tortas
- Galletas
- Chicle o goma de mascar
- Golosinas
- Fórmulas de bebe
- Aderezos
- Sodas
- Quesos

Personas extra sensitivas al MSG pueden tener reacciones a estos ingredientes

- Levadura de Cerveza
- Jarabe de arroz integral
- Ácido cítrico
- Almidón de maíz
- Jarabe de maíz
- Grasa de mantequilla
- Leche en polvo
- Almidón modificado
- Levadura nutricional
- Proteína fortificada
- Vitaminas enriquecidas

Síntomas y enfermedades causadas por MSG

- Adicción
- Alergias
- Alzheimer's
- Ataques de asma
- Ataque de nervios
- Dolor de pecho (picadas)
- Depresión
- Migrañas
- Palpitaciones aceleradas
- Antojos de la misma comida
- Confusión mental
- Desórdenes neurológicos
- Brotaduras de piel
- Derrame cerebral
- Dificultad de respirar
- Obesidad
- Ataques epilépticos

Estadísticas y datos curiosos

- Alzheimer's no era común en los 80's o 90's, hoy es el causante # 6 de muertes en los EEUU con 93.541 muertes al año
- 5.3 millones de personas tienen Alzheimer's
- El Asma era poco común en los 80's, hoy mata 5.000 americanos al año y 180.000 en el mundo.
- El número de prescripciones de ADHD ha subido a 500% desde 1991. Algunos científicos creen que la causa puede ser por el incremento de MSG en la dieta americana.
- El número de suicidios en la China es de 250.000 al año y equivale al 42% de estos en el mundo. China utiliza mucho MSG en sus alimentos
- La Diabetes tipo II y obesidad incrementó 10 veces en 5 años en los EEUU. El MSG pueden ser el causante debido a antojos de los alimentos que engordan.
- Los niños estadounidenses son tres veces más probables de ser prescritos fármacos psicotrópicos que los niños europeos. MSG puede ser el culpable.

Jarabe de maíz alto en fructosa

HFCS por sus siglas en Ingles

- Contiene muchas calorías y puede causar obesidad
- Altera el metabolismo e incrementa el riesgo de desarrollar diabetes tipo II
- Disminuye el ATP* lo cual crea resistencia a la insulina
  - ATP es la materia principal de energía en las células
- Incrementa los triglicéridos y el LDL
- Aumenta la presión arterial
- Incrementa el riesgo de enfermedades al corazón
- Aumenta niveles de ácido úrico
- Aumenta el riesgo de placa arterial
- Puede causar caries ya que el azúcar se metaboliza en ácido y este perfora los dientes
- Cuando se ingiere HFCS, el hígado produce más grasa de lo normal
- Hace creer al cerebro que todavía tiene hambre

Estadísticas y datos curiosos

- Casos nuevos de Diabetes y pre-diabetes han incrementado en un 90% en los últimos 10 años
- Diabetes afecta 1 de cada 4 americanos
- El uso de HFCS en la dieta incrementó 10.600% desde 1970 y 2005 (reporte de la USDA)
- El incremento de HFCS y Diabetes tipo 2 ha crecido en paralelo desde 1980.
- Las muertes por diabetes en 1980 fueron 34.851 VS 73.138 en 2004.
- Un estudio en Suiza conecta el cáncer de páncreas con el uso de azucares artificiales y el HFCS

Colores y sabores artificiales

- Creados con petroquímicos y alquitrán que causan cáncer
- Pueden causar incapacidad de aprendizaje
- En altas cantidades causan comportamiento violento
- Se ha comprobado que causan infertilidad masculina
- Estos colorantes pueden causar picazón, migrañas, dolores de cabeza, acné y alteración del sistema nervioso
- Causan alergias y en algunos casos pueden causar la muerte
- **Green #3** (Verde) Conectado con cáncer en la vejiga
- **Red #2** (Rojo) Es carcinogénico y ya no se usa en comidas por muchos años debido a su riesgo de cáncer, pero se utiliza en cosméticos y medicinas. Lea las etiquetas
- **Yellow #5** (Amarillo) causa reacciones alérgicas, ataques de Asma y varios estudios indican que causan tumores en la tiroides
- **Red #40** causa reacciones como comportamiento agresivo, gritar, patear, nerviosismo, mareos e hiperactividad
- **Yellow #2** Conectado con ADHD en estudios científicos

Azucares artificiales

- Son toxinas exaltantes que eliminan neuronas lentamente
- Pueden incrementar niveles de obesidad
- Pueden causar cambios en el metabolismo
- Pueden causar dolores de cabeza severos
- Estudios indican que Aspartame puede ayudar a producir tumores cancerígenos, leucemia, pérdida de memoria, Múltiple Esclerosis, síntomas de Párkinson y muerte prematura
- Reduce niveles de la hormona Serotonina
- Aspartame se encuentra en 5.000 productos alimenticios
- La FDA negó la aprobación por 8 años, pero fue aprobada por fuerza mayor del gobierno en 1981
- Puede causar alargamiento del hígado y los riñones
- Reportes indican que pueden disminuir la glándula Timo la cual es responsable de ayudar al sistema inmunológico
- Son muy parecidos al MSG

Nitratos y Nitritos

El nitrito de sodio es un aditivo químico que se utiliza para preservar carnes procesadas. Según un estudio de tres años en animales de laboratorio realizado por el Instituto Tecnológico de Massachusetts, un gran porcentaje de animales contrajeron cáncer en el sistema linfático causándole la muerte. Este estudio se hizo público por el Ministerio de Agricultura y la FDA. Se cree que este ingrediente se encuentra en el 7% de los alimentos que se consumen en los Estados Unidos. Desde hace unos años se conoce que el nitrito de sodio crea nitrosaminas al combinarse con otras substancias. Las nitrosaminas son considerados agentes cancerígenos. Estas substancias nocivas pueden surgir cuando se fríen alimentos a altas temperaturas.

De acuerdo a un artículo en la página del doctor Mercola (www.mercola.com), el Fondo de Investigación de Cáncer Mundial llego a la conclusión que existe suficiente evidencia que las carnes procesadas causan cáncer intestinal y que ninguna cantidad es segura para el consumo humano. Esto quiere decir que usted tiene que evitar comer carnes, tales como el tocino, perros calientes, peperoni, salami, pastrami, jamón, salchichas y hamburguesas si han sido procesadas con nitratos para darles sabor, color y obviamente preservarlas para que duren mucho tiempo antes de consumir. La revelación de esta investigación se hizo después de haber revisado más de 7.000 estudios relacionados con el consumo de estos alimentos y su conexión con el cáncer. Las carnes que son cocinadas a altas temperaturas como las aquí mencionadas, contienen hasta 20 diferentes clases de Aminas Heterociclicas las cuales también están relacionadas con el cáncer. Cuando usted hace un asado o una barbacoa, la peor parte de esas carnes que usted asa en la parrilla es la parte quemada, ya que contiene más cantidad de estas aminas. Carnes ahumadas son las peores porque estas incrementan la formación de nitrosaminas.

En un análisis realizado en el 2007 por este mismo fondo de investigación, se encontró que el consumo de solo 1.8 onzas de carne procesada al día, equivalente a una salchicha o 3 pedazos de tocino (bacon), eleva el riesgo de cáncer en un 20%. Otros estudios independientes concluyeron riesgos más elevados que este porcentaje. En conclusión, por favor, evite ingerir estas carnes o por lo menos lea los ingredientes y compre carnes que no contengan nitratos o nitritos, de esta manera se reduce el riesgo de cáncer y no ser víctima de esta terrible enfermedad. El cáncer no avisa y puede aparecer en cualquier ser humano causando estragos en el organismo, y el dolor a sus familiares es enorme y muy triste. Evite ser parte de las estadísticas del cáncer previniendo la enfermedad con buena alimentación y nutrición.

Aluminio y Parabenos en Desodorantes

Estos ingredientes son probablemente unos de los principales causantes de cáncer de mama no solo en mujeres sino también en los hombres. El aluminio se utiliza en anti-transpirantes para prevenir la transpiración, no el mal olor. La prevención del mal olor es trabajo de los desodorantes los cuales eliminan la bacteria que causa el mal olor. El aluminio es un neurotóxico ya muy reconocido que está asociado con una variedad de problemas de salud como cáncer de mama, Alzheimer's, problemas de riñón y otros. Busque un desodorante que no contenga aluminio pero que tampoco tenga triclosan o propylene glycol. Estos ingredientes son considerados disruptores endocrinos que pueden causar enfermedades graves.

Parabenos es un ingrediente muy comúnmente usado en diferentes cosméticos y en algunos desodorantes. En un estudio realizado en el 2004 por Darbre et al, donde se midió la concentración de parabenos en tumores cancerígenos del seno, se comprobó que este ingrediente disturba el balance hormonal e imitan el estrógeno el cual se dice que tiene que ver mucho con la formación del cáncer de seno.

Alimentos que se deben evitar

- Carnes o productos procesados del cerdo:
  Pepperoni, Salami, Bologna, Chorizo, Tocino, Jamón, Salchicha
- Comidas fritas con aceite hidrogenado o aceite de vegetales con alto contenido de Omega 6.
- Pescado con alto contenido de mercurio:
  Pez espada, Tiburón, Rodaballo, Caballa, Robadillo, Mahi Mahi
- Todo lo fabricado con harina blanca procesada
- Comidas procesadas de micro onda
- Donuts, Papas fritas, Comida Chatarra
- Sodas, jugos de botella pasteurizados
- Cereales de colores y maíz no orgánico
- Leche de vaca homogenizada y pasteurizada
- Alimentos procesados que puedan contener GMO como el maíz, la soya, alfalfa, papaya y el aceite canola. Desafortunadamente las etiquetas no dicen cuales comidas contienen GMO gracias a la FDA, Monsanto y el Congreso de los Estados Unidos.

Alimentos indispensables

- Agua (7-8 vasos al día)
- Frutas (Manzana, mango, aguacate, breva, fresas, arándanos, etc.)
- Verduras (cebolla, alcachofa, jengibre, brócoli, coliflor, ajo, col o kale, etc.)
- Granos, Almendra, Frijoles
- Pescado con bajo o nada de contenido de mercurio
- Jugos y batidos (smoothies) hechos en casa
- Linaza, Omega 3, Germen de trigo, fibra, semillas chía
- Ensaladas verdes, espinaca
- Agua con limón y sin azúcar. Algunas personas pueden ser sensitivas a la lima limón y desarrollar manchas en la piel. Solo reduzca la cantidad
- Un vaso de agua con una pisca de bicarbonato de soda al día. Esto eleva el pH del agua y ayuda a alcalinizar la sangre.
- Alimentos alcalinos. Más de estos en el capítulo sobre el cáncer más adelante

Importancia de los suplementos

- Vitamina C

- Vitamina D3

- Vitamina E

- Complejo B

- Multi-vitaminas

- Fibra

- Omega 3

Vitamina C

- Poderes curativos impresionantes
- Súper anti-oxidante si se toma en grandes cantidades al punto de saturación. La forma no acida es preferible.
- Protege contra deficiencias del sistema inmunológico
- Ayuda a prevenir enfermedades cardiovasculares, derrames cerebrales, cáncer y enfermedades de los ojos.
- Ayuda a reducir arrugas si se aplican las formas naturales de frutas y verduras (orgánicas son preferibles).
- Provee mejoras en el estrés, la gripa, inflamación
- Es un antioxidante que protege de daños causados por radicales libres.
- Existen varias formas de la vitamina C
  - Ácido Ascórbico (Promueve acides, puede irritar el estómago, dura hasta 4 horas en el cuerpo, 25% es absorbido)
  - Ascorbato de Sodio (Promueve alcalinidad, no es irritable, permanece hasta 14 horas en el cuerpo, 95% es absorbido).
- Ayuda a desarrollar y reparar tejidos del cuerpo
- Se encuentra en los siguientes alimentos:
  - Frutas cítricas, pimentón verde y rojo, fresas, tomates, brócoli, papas blancas y dulces, melón, papaya, mango, sandia, mora, piña, arándanos

Vitamina D3

- Cuando se toma con vitamina C el cuerpo lo asimila de la manera apropiada
- Mantiene en balance los niveles de calcio en la sangre
- Ayuda a mantener en buen estado el sistema inmunológico
- Juega un papel importante en la secreción de insulina
- Ayuda a regular la presión arterial
- Ayuda a prevenir el cáncer de seno y próstata
- Estudios indican que juega un papel en la prevención de las siguientes enfermedades: Osteoporosis, Cáncer, Alzheimer's, Hipertensión, Diabetes, Artritis, Múltiple Esclerosis
- Bloqueadores de sol cohíben la piel de producir vitamina D
- La luz solar es la única forma confiable de generar Vitamina-D
- Una persona tendría que tomar 10 vasos de leche cruda para obtener los niveles mínimos de Vitamina D
- Deficiencia crónica de Vitamina D es diagnosticada erróneamente como Fibromyalgia porque los síntomas son muy parecidos.
- Deficiencia de Vitamina D puede causar esquizofrenia.
- El resto del mundo la usa para tratar la Psoriasis
- Vitamina D es 800% más efectiva que la vacuna de la influenza de acuerdo a un estudio publicado en *American Journal of Clinical Nutrition*

Vitamina E

- Antioxidante que neutraliza radicales libres
- Protege las membranas de las células
- Mantiene saludable la piel, corazón, nervios, músculos y glóbulos rojos
- Reduce envejecimiento de las células
- Previene la coagulación anormal de la sangre
- Inhibe o impide el crecimiento de cáncer de piel (Melanoma)
- Si se toma con Vitamina A protege los pulmones de contaminantes, el sistema nervioso y la retina al igual que enfermedades al corazón.
- Reduce el riesgo de Alzheimer's, Parkinson's, Asma, Artritis reumática y cataratas si se toma en grandes cantidades con Vitamina C

Complejo B

- **B1 o Tiamina** – Ayuda al sistema nervioso, a la producción de energía y fuerza física. Deficiencia causa beriberi. Actúa como un repelente natural
- **B2 o Riboflavina** – Para la salud de la piel. Deficiencia de esta puede causar sensibilidad extrema al sol, dermatitis y labios quebrados/secos.
- **B3 o Niacina** – Esencial para salud mental, pérdida de memoria, confusión mental y depresión.
- **B5 o Acido Pantotenico** – Metaboliza proteínas, carbohidratos y grasas.
- **B6 o Piridoxamina** – Ayuda a la producción de los glóbulos rojos y salud cardiovascular; también se le relaciona con salud de la piel
- **B7 o Biotina** – Esencial para el crecimiento de los bebes. En adultos es esencial para la síntesis de los ácidos grasos y para nivelar azúcar en la sangre. Ayuda a fortalecer el cabello. Se está estudiando para el tratamiento de la Diabetes.
- **B9 o Ácido Fólico** – Puede prevenir enfermedades al corazón y anemia. Mantiene y repara células, ayuda a metabolizar amino ácidos y la síntesis del ADN. Ayuda a formar glóbulos rojos y blancos.
- **B12 o Cobalamina** – Esencial para la anemia porque ayuda a la producción de glóbulos rojos. Puede reversar la anemia mejor que el hierro. Esencial para mantener el sistema nervioso saludable. Ayuda en la producción de ADN y regula la formación de los glóbulos rojos. Incrementa niveles de energía. Muy bueno para aquellos que sufren de colesterol alto o enfermedades del corazón. La mejor forma es la Metil-Cobalamina. La peor es la Ciano-Cobalamina.

Multi-Vitaminas

- Esencial para la salud general ya que contienen minerales y vitaminas que el cuerpo no recibe a diario como zinc, cobre, manganeso y otros.
- Muchas son hechas con ingredientes sintéticos.
- Consiga un suplemento sin colores ni sabores artificiales.
- Asegúrese que sean "food based" o a base de alimentos
- No compre las más baratas. Lea los ingredientes
- Busque aquellos que son específicos para hombres o mujeres
- No crea en el mito que dice "Las comidas tienen todo lo necesario". Esto puede ser cierto pero la cantidad es mínima.
- Entre más grande sea la porción de comida, más vitaminas necesita porque el cuerpo tiene que trabajar más duro para metabolizar esos alimentos.
- Multi-vitaminas ayudan a desarrollar y mantener células saludables en todo el cuerpo
- Busque multi-vitaminas que no contienen GMO's

Fibra

- Reduce el efecto glucémico de las comidas.
- Puede reducir el colesterol, los triglicéridos y LDL
- Puede ayudar a prevenir ulceras, diabetes, cáncer, enfermedades al corazón y cálculos de riñón.
- Alivia la hemorroides y constipación
- Mantiene el peso bajo control
- Acelera el movimiento de comida por el colon
- Reduce ataques al corazón, taquicardia y derrames cerebrales
- Disminuye el crecimiento de placa arterial y controla la coagulación
- Ayuda a reducir la presión sanguínea
- Reduce inflamación de células
- Estudios indican que alivia dolores en pacientes con artritis reumatoide
- Se estudia la posibilidad de tratamiento contra ADD y Autismo

Fuentes: Frutas, verduras, granos, semillas y harinas integrales, linaza y otras

Enfermedades

- Diabetes

- Enfermedades del corazón

- Cáncer

- Alzheimer's

- Obesidad

Diabetes

Como lo indiqué antes, mi madre murió de diabetes tipo II. Por esa razón este tema es muy cercano a mí en particular y a mis hermanos. Según los expertos, esta enfermedad es causada primordialmente por la mala alimentación basada en carbohidratos refinados, azucares y otros que explico en detalle más adelante. La diabetes es una de esas enfermedades que se pueden evitar fácilmente y hasta darle un reverso, pero la persona tiene que contar con la decisión y la dedicación para hacerlo. Esta enfermedad afecta a millones de personas en todo el mundo y cesa la vida de cerca de 76.000 personas cada año en los Estados Unidos solamente, por lo que es el causante número 7 de muerte en los EE.UU.

Actualmente en Estados Unidos hay alrededor de 100 millones de personas que son diagnosticadas como pre-diabéticas. Esto significa que, si estas personas no hacen ningún cambio en sus hábitos de alimentación y estilo de vida, el número de muertes relacionadas con esta enfermedad será mayor en los próximos años. El mayor problema es que muchos de estos casos pre-diabéticos son niños. Una gran mayoría de estos casos se puede evitar con una nutrición adecuada y ejercicio moderado y constante. Desafortunadamente los alimentos que estos niños consumen son comprados por los padres, que, sin saberlo, están causando mucho sufrimiento y daño a sus hijos y a ellos mismos. Más adelante en este capítulo aprenderá qué alimentos aumentan las posibilidades de contraer diabetes y cuales pueden reducir los niveles de glucosa y en muchas ocasiones revertir algunos casos de diabetes. También aprenderá cómo prevenir la diabetes y algunas de las estadísticas relacionadas con esta terrible enfermedad. La mayoría de la gente no sabe que la diabetes es un asesino lento que poco a poco reduce la visión hasta causar ceguera total y muchos pacientes pierden sus extremidades, pues deben ser amputadas quirúrgicamente debido a la mala circulación.

Existen dos tipos de diabetes, aunque se habla de un tercer tipo, pero en este libro explico la diabetes tipo 1 y tipo 2.

Diabetes Mellitus tipo 1 es menos común que la tipo 2 y es más común en los niños y en las personas jóvenes. El número de personas con diabetes tipo 1 es de aproximadamente 5% de las estadísticas generales de esta enfermedad. El páncreas de las personas que sufren de este tipo de diabetes produce poca o ninguna insulina y por lo tanto deben complementar con insulina diaria. Esta es la razón por la cual este tipo también se le conoce como diabetes dependiente de la insulina. Según la Clínica Mayo en Rochester Minnesota, se desconoce la causa exacta de la diabetes tipo 1. Sin embargo, algunos expertos creen que es causada por las vacunas infantiles. El doctor J. Classen que es un inmunólogo experto descubrió esto y otras enfermedades asociadas con el síndrome metabólico. Dado que las vacunas tienden a sobre estimular el sistema inmunológico, estas pueden inhibir la producción de la insulina que resulta en el desarrollo de la diabetes tipo 1. En algunos casos, algunas vacunas aumentan la producción de un exceso de insulina que puede llegar a causar la diabetes tipo 2. Como he dicho antes, cada cuerpo humano es diferente y por lo tanto, las vacunas no afectan a todas las personas de la misma manera. Si usted y sus hijos se alimentan bien, es muy probable que su organismo asimile las vacunas sin riesgo de efectos secundarios serios. Vigile su cuerpo y note cualquier cambio antes y después de ciertas vacunas.

La diabetes tipo 2 es una enfermedad crónica que afecta la forma en que el cuerpo metaboliza el azúcar o glucosa que es la principal fuente de energía del cuerpo. Según la Asociación Americana de Diabetes (ADA), en la diabetes tipo 2, el cuerpo no usa la insulina adecuadamente. Esto se llama resistencia a la insulina. Básicamente, el páncreas produce insulina adicional cada vez que se detecta un aumento de la glucosa en la sangre. El páncreas excreta la insulina necesaria cuando el consumo de glucosa es demasiado alto. Así que cuando usted ingiere una comida rica en azúcar o carbohidratos refinados o incluso una porción grande de alimentos, el páncreas sabe qué hacer y excreta de forma automática la cantidad correcta de insulina para equilibrar los niveles de glucosa. El problema es cuando el páncreas tiene que hacer esto muchas veces al día, semanas o meses. Eventualmente el páncreas no puede seguir este ritmo de sobrecarga y no puede producir suficiente insulina para mantener los niveles normales de glucosa en la sangre. Esto provoca resistencia a la insulina y lo que hoy conocemos como la diabetes tipo 2. De acuerdo a la ADA y la clínica Mayo, no existe una cura para la diabetes. Sin embargo, muchos médicos, nutricionistas y varios científicos no están de acuerdo. Los alimentos juegan un papel muy importante en la causa o en el reverso de muchas enfermedades y la diabetes no es la excepción.

La mala alimentación es quizás la causa número 1 de la diabetes tipo 2 y mientras muchas entidades gubernamentales no creen que esta enfermedad en realidad se puede prevenir o incluso revertir, hay muchos casos que demuestran lo contrario. Una mala alimentación a base de un alto consumo de azúcar es el precursor de la prediabetes y la diabetes. Lo que muchos no saben es que muchos alimentos contienen grandes cantidades de azúcar en forma de carbohidratos. La cantidad de azúcar contenida en carbohidratos y otros alimentos se mide por algo llamado el índice glucémico o IG. Esto mide cómo un alimento que contiene carbohidratos, eleva la glucosa en la sangre. Una comida con un IG alto eleva la glucosa en la sangre más rápidamente que un alimento con un IG medio o bajo. Así que, una de las claves para reducir los niveles de glucosa en la sangre es adoptar una dieta que contenga alimentos con un IG bajo. Si usted es pre-diabético algunos expertos recomiendan una proporción equivalente al 60% de alimentos de bajo IG y 35% de alimentos con un IG medio y 5% de alimentos con un IG alto. Si ya ha sido diagnosticado con diabetes tipo 2, debe seguir una proporción equivalente al 70% -75% con IG bajo y el 25% -30% de alimentos con IG medio y no consumir alimentos con IG alto. Más adelante en este capítulo le sugiero la lista de alimentos con niveles bajo, medio y alto de IG para que usted pueda planificar su dieta alimenticia de una manera inteligente para combatir esta terrible enfermedad.

Otra clave para reducir los niveles de glucosa en la sangre es aumentar su consumo de fibra. La mayoría de la gente no come una dieta equilibrada rica en fibra. Estas personas podrían estar cometiendo un error costoso porque la fibra es esencial para la prevención de muchas enfermedades, incluyendo la diabetes tipo 2. Los alimentos con altos niveles de IG causan un aumento rápido de la glucosa en la sangre y la acumulación de esta glucosa evita penetrar en las células para hacer su trabajo. Esto hace que las células estén con necesidad de energía constantemente. También puede provocar complicaciones a largo plazo como la perdida lenta de la visión, enfermedades de riñón, problemas en el sistema nervioso y enfermedades del corazón.

¿Sabía usted que el pan blanco tiene un número muy alto de índice glucémico y el cuerpo lo convierte en glucosa (azúcar) tan rápido como la azúcar blanca? El pan blanco tiene un IG igual a 71, mientras que la pasta blanca tiene un IG de 92. Así que entre más pan blanco y pastas usted ingiera, más glucosa su cuerpo convierte y más insulina su páncreas excreta. Entre más alimentos ingiera con un alto nivel de IG, más rápido será el desarrollo de la diabetes tipo 2.

¿Prefiere usted, controlar esta enfermedad con medicamentos potencialmente peligrosos o prevenir la enfermedad antes que ocurra? Creo que la elección es clara. Esta enfermedad no es como tratar un resfriado, es algo serio, y como lo mencioné al principio, vi a mi madre sufrir con esta enfermedad hasta el día que murió. Si yo hubiera sabido antes lo que sé hoy, probablemente la habría salvado o al menos le hubiera prolongado la vida por muchos años.

En las siguientes páginas le presento una versión resumida de esta enfermedad, sus estadísticas, cómo prevenirla y los diferentes alimentos que se deben ingerir y evitar.

Una nota del autor: Por ley no le puedo garantizar nada, pero es muy posible que, si usted sigue estos puntos por dos meses consecutivos, puede curar la diabetes tipo 2. Sé que para muchos no es fácil, pero intente por lo menos durante dos semanas o más para obtener resultados. Informe a su médico lo que desea hacer antes de efectuar cambios drásticos en su dieta y estilo de vida. Un cambio en su alimentación bien dirigido y con disciplina le sorprenderá con los resultados.

Diabetes

- Diabetes es la causa # 7 de muertes en EEUU (≈76,000 al año).
- 25.8 Millones de personas en EEUU tienen Diabetes
- 100 Millones de personas son pre-diabéticas
- 99% de diabetes II puede ser reversible si se toman medidas drásticas
- La Asociación Americana de Diabetes fue fundada en 1940 pero los índices de diabetes son más altos hoy. ¿Qué ha hecho esta asociación en todos estos años? No mucho en mi opinión.
- La Diabetes no está entre las 20 causas de muerte en el mundo, pero es la #7 en EEUU.
- Diabetes causa complicaciones del corazón, presión alta, ceguera, enfermedades de riñón y el sistema nervioso, amputaciones, etc.
- Un poco más de la mitad de las amputaciones de piernas son hechas a diabéticos.
- Reduce la calidad de vida por el uso de medicinas recetadas.
- Las medicinas de la diabetes pueden causar complicaciones serias al hígado, riñones y corazón, al igual que derrames cerebrales y hasta la muerte.
- La medicina Rezulin fue retirada del mercado 6 meses después que la unión europea la retiró. Esta medicina acabó la vida de cerca de 10 mil personas y dejó a más de 100 mil personas con daños permanentes del hígado.
- La Organización Mundial de la Salud proyecta que las muertes de diabetes incrementará en 2/3 entre el 2008 y el 2030.
- El 90% de los diabéticos en el mundo tienen diabetes tipo II y este es el resultado de poca actividad física, sobre peso y la mala alimentación.
- La diabetes incrementa el riesgo de ataques al corazón y derrames.
- El 68% de los diabéticos mueren de complicaciones al corazón o derrames cerebrales.
- Después de 10 años con diabetes, el 2% pierden la visión y el 10% tienen impedimento visual severo.
- La diabetes es la mayor causa de enfermedades graves de los riñones

- El índice glucémico es extremadamente importante en la prevención y cura de esta enfermedad

- Los alimentos tienen niveles alto, medio y bajo de índice glucémico. Entre más bajo mejor.

- Pan blanco, donuts, pasta, waffles, bagels, pancakes, productos derivados del almidón y harina blanca son los alimentos con un con alto nivel de IG.

- Vegetales verdes, algunas frutas y ciertas nueces contienen un nivel de IG relativamente bajo.

- Tomar agua en grandes cantidades ayuda a reducir los efectos de un nivel alto de IG en los alimentos. Añada un poco de limón para elevar el pH.

Como Prevenir la Diabetes*

*Esta declaración no ha sido aprobada por la FDA

- Perder peso a base de buena alimentación y ejercicio
- Coma una dieta baja en grasas y azúcar
- Controle la presión sanguínea
- Elimine el Jarabe de Maíz alto en Fructosa o en Ingles "High Fructose Corn Syrup".
- Reduzca o elimine las harinas procesadas blancas
- Reduzca o elimine alimentos y frutas con alto índice glucémico
- Comer alimentos altos en fibra (muy importante)
- Comer vegetales verdes todos los días. Poseen índice glucémico bajo
- Tomar la mitad de su peso en onzas de agua todos los días
- Limite el sodio, el alcohol y la cafeína
- Cocine con aceite de coco
- Elimine azucares artificiales. Mejor Use Stevia
- No coma nada con grasas Trans o Aceite Hidrogenado
- Evite las comidas rápidas e instantáneas (de micro onda, etc.)
- Tome uno o dos vasos de Té verde todos los días
- Coma frutas y vegetales ricos en anti-oxidantes
- No coma arroz blanco, pasta, donuts, sandia, corn flakes, rice Krispies, Cheerios, galletas saltinas, papas fritas, arroz instantáneo, pan blanco, bagel y pancakes de harina blanca.
- Elimine los productos lácteos y todas las carnes

Alimentos con alto nivel de índice glucémico

- Jarabe o sirope de maíz (115)
- Maltosa (110)
- Malto-dextrina (105)
- Glucosa o dextrosa (100)
- Sirope de glucosa (100)
- Sirope de arroz (100)
- Sirope de trigo (100)
- Almidones modificados (100)
- Baguette (95)
- Harina de arroz (95)
- Almidón (95)
- Patatas fritas (95)
- Semillas de amaranto (90)
- Pasta (92)
- Miel (85)
- Chirivia (85)
- Papa cocida (85)
- Maizena o almidón de maíz (85)
- Pastel de arroz (85)
- Papa instantánea (83)
- Tortas de maíz (83)
- Rice Krispies (82)
- Galletas saladas (81)
- Puré de patata instantánea (80)
- Galletas saladas (80)
- Crackers (80)
- Galletas wafer (77)
- Donuts (76)

- Waffles (76)
- Papitas fritas (75)
- Calabaza (75)
- Leche de arroz con azúcar (75)
- Papitas de maíz (74)
- Pan blanco (71)
- Sandia (72)
- Galletas Graham (71)

Alimentos con nivel medio de índice glucémico

- Puré de papa (70)
- Brioche (70)
- Cereales refinados (70)
- Colas o bebidas sodas (70)
- Datiles (70)
- Trigo triturado (69)
- Harina de tacos (68)
- Croissant (67)
- Torta Angel (67)
- Piña (66)
- Azúcar blanca (65)
- Macaroni y queso (64)
- Pasas (64)
- Biscocho (64)
- Muffin (62)
- Crema de helado (61)
- Pan de hamburguesa (61)
- Pizza con queso (61)
- Arroz blanco (58)
- Mango (56)
- Palomitas de maíz (55)
- Espagueti (55)
- Coctel de frutas (55)

Alimentos con bajo nivel de índice glucémico

- Yogurt bajo en grasa
- Maní
- Alcachofa
- Espárragos
- Brócoli
- Coliflor
- Apio, Zanahoria
- Pepino
- Berenjena
- Alverjas
- Lechuga
- Todos los pimentones
- Espinaca
- Tomate, Zuccini
- Cereza
- Cebada
- Toronja
- Lentejas
- Manzanas, peras

Enfermedades cardiovasculares

Esta debe ser una de las mayores preocupaciones de todo el mundo ya que la enfermedad cardiovascular es la principal causa de muerte en los Estados Unidos y el mundo. Sólo en los Estados Unidos, alrededor de 2.500 personas mueren cada día por complicaciones relacionadas con el corazón. Es sin lugar a dudas, la principal causa de muerte comparada con las otras enfermedades. Se cree que la mala alimentación es la causa número uno de las enfermedades del corazón la cual representa alrededor del 85% de los casos. Los alimentos procesados, grasas animales saturadas que incluyen todas las carnes, la leche y las comidas fritas chatarra son los mayores contribuyentes a esta enfermedad.

Un reciente estudio dirigido por investigadores de la Escuela de Salud Pública de Harvard y la Alianza de Salud de Cambridge, demostró que la dieta mediterránea se puede asociar con un menor riesgo de enfermedades cardiovasculares (ECV). Una dieta rica en pescado, nueces, aceite de oliva, verduras y frutas se ha demostrado en otros estudios anteriores como un factor muy importante para reducir el riesgo de enfermedades cardiovasculares. Tal es el caso del estudio del corazón Lyon Diet en Francia, como se describe en el libro "Ultra Prevención" por los doctores Mark Hyman y Mark Liponis. En este libro ellos explican cómo un estudio del corazón de 46 meses examinó a 600 hombres y mujeres que habían sufrido un ataque al corazón y habían sobrevivido. Algunas de estas personas se les dijo que comieran una dieta mediterránea, mientras que el resto se les dijo que se alimentaran con una dieta de prevención de enfermedades cardíacas recomendada por la Asociación Americana del Corazón. La dieta mediterránea incluye grasas de alimentos como el pescado y el aceite de oliva, porciones de frutas y verduras, frijoles, nueces, semillas, huevos y un poco de vino. También tenía más cantidad de fibra que la dieta de la Asociación Americana del Corazón. También incluía altas cantidades de ácidos grasos Omega 3. Los resultados de este estudio fueron sorprendentes. Las personas que comieron la dieta mediterránea tenían un 50% a un 70% menos de un segundo ataque al corazón que el otro grupo.

Este resultado fue tan significativo que las normas de la Asociación Americana del Corazón tuvieron que ser revisadas. Incluso tuvieron que parar el estudio antes de tiempo porque demasiadas personas que se estaban alimentando con la dieta de la Asociación Americana del Corazón estaban muriendo de un ataque al corazón. Por lo tanto, lo más importante para aprender de este estudio es que, no todas las grasas son iguales. Las grasas de pescado, nueces, aguacate, aceite de oliva y semillas son mucho más saludables que las grasas saturadas, Omega 6 y las grasas Trans o aceites hidrogenados. Si usted ingiere demasiado de estas grasas, eventualmente se le van a obstruir las arterias, lo cual contribuye al desarrollo inminente de enfermedades del corazón. Por otro lado, si usted come una dieta rica en grasas saludables, usted va a tener un menor riesgo de un ataque al corazón e incluso puede revertir incidentes de depresión.

Parte de esta información es de sentido común, pero por desgracia la mayoría de las personas no saben esto, causando a sí mismos daños internos lentos debido a una mala alimentación. Lo lamentable es que muchas personas ignoran este tipo de información y no prestan atención a información y libros relacionados con la salud hasta que es demasiado tarde. Por favor, recuerde que las enfermedades cardíacas no ocurren de la noche a la mañana. Esta se acumula durante un largo período de tiempo y cuando ocurre un infarto, es demasiado tarde para reaccionar. Es por eso que a esta enfermedad se le conoce como la muerte silenciosa. Una arteria podría tomar décadas para obstruirse; la mala noticia es que su cuerpo no le avisa cuando esa arteria se está obstruyendo y cuando se obstruye por completo, se presentan los accidentes cardiovasculares.

La buena noticia es que esta enfermedad se puede prevenir y hasta revertir en muchos casos si usted hace cambios en su dieta, pero no mañana o esperando a que se produzcan los efectos de una mala alimentación, tiene que hacerlo HOY.
No sea parte de estas terribles estadísticas, su familia depende de usted y la vida se tiene que vivir al máximo. Un punto importante que quiero que tenga en cuenta es que no crea que esta enfermedad solo le puede suceder a personas mayores de 65 años. Las enfermedades del corazón están ocurriendo a una edad mucho más temprana que nunca antes. Hay gente que está teniendo ataques al corazón en sus 40 como mi amigo Roberto

quien por fortuna o milagro está vivo hoy. Yo me dirigía por ese mismo camino y es por eso que cambié mi forma de comer y de vivir.

Otra parte que da miedo de las enfermedades cardíacas son los derrames cerebrales y aneurismas. Según la definición de www.webMD.com un aneurisma cerebral es un área con un abultamiento débil en la pared de la arteria que suministra sangre al cerebro. El problema es que esto no causa síntomas y ocurre de forma inesperada. A veces un aneurisma se rompe y derrama sangre en el cráneo causando un derrame cerebral. Dependiendo de la gravedad de la hemorragia, esto puede causar daño cerebral permanente o la muerte. Hay varias maneras de detectar y saber cómo está la salud de su corazón. Algunos hospitales y médicos recomiendan las tomografías computarizadas o CT scans, pero muchos expertos no comparten esta recomendación debido al efecto acumulativo de la radiación y el hecho que un CT scan tiene el efecto aproximado de 400 radiografías. Otras pruebas que son más seguras y no invasivas son la imagen de resonancia magnética o MRI, examen de esfuerzo físico, electrocardiograma y ecocardiograma (estrés transtoráxico). Simplemente hable con su cardiólogo y pídale que le recete la mejor prueba para usted, basado en los síntomas. No se olvide de recordarle al cardiólogo acerca de los peligros de los rayos X y las tomografías computarizadas y que es su cuerpo el que va a ser expuesto a estos exámenes, y la decisión final es suya no del doctor.

Síntomas de enfermedad coronaria arterial

Esta es una enfermedad muy conocida y el síntoma más común es la angina de pecho o dolor fuerte en el pecho. Esto puede ser confundido con un ardor o acides en el estómago debido a que los síntomas son similares, así que tenga cuidado si sigue teniendo estos síntomas de presión, ardor, opresión, pesadez y malestar general en la zona del pecho. Otros síntomas incluyen sudor frecuente, náuseas, debilidad o mareo, latidos irregulares y falta de aliento.

Síntomas de un ataque

Un ataque al corazón es también conocido como infarto miocardio en silencio, porque algunas personas tienen un ataque al corazón, sin tener ningún síntoma en absoluto. Esto ocurre con más frecuencia en las personas con diabetes. Si usted piensa que está teniendo un ataque al corazón, llame al 911 de inmediato porque cada segundo cuenta.

Los síntomas más comunes son: Malestar; dolor en el pecho, el brazo o debajo del esternón; dolor que se irradia a la espalda, la mandíbula, el brazo o la garganta; sensación de llenura; indigestión con sensación de ardor en el estómago; extrema debilidad, ansiedad o dificultad para respirar y latidos rápidos e irregulares.

Como prevenir un ataque*

*Este reclamo no ha sido evaluado ni aprobado por la FDA

Esta es la parte que la mayoría de las personas no quieren escuchar porque se trata de hacer cambios en sus hábitos alimenticios. Las enfermedades del corazón no suceden de la noche a la mañana y por lo tanto, la reversión de ésta no va a suceder de un día para otro. Se necesita un compromiso, buena voluntad y determinación. Como mencioné antes, las enfermedades del corazón acaban la vida de más personas que cualquier otra enfermedad y esa es la razón por la que hay que tomar en serio la prevención. Según la Clínica Mayo de Rochester Minnesota, se pueden evitar problemas del corazón mediante la adopción de un estilo de vida saludable. A continuación, le presento 6 consejos de prevención para ayudar a evitar esta enfermedad.

1) Pare de Fumar

Este es el factor de riesgo más importante para desarrollar enfermedades del corazón. Los productos químicos en el tabaco pueden dañar los vasos sanguíneos y del corazón, provocando el estrechamiento de las arterias también conocido como aterosclerosis. Las mujeres que fuman y toman píldoras anticonceptivas tienen un mayor riesgo porque ambos aumentan el riesgo de coágulos de sangre.

2) Haga Ejercicio

Esto es obvio. El corazón es un músculo y por lo tanto debe ser ejercitado para estar sano. Cuando usted hace ejercicio durante 30 a 45 minutos cada día de la semana su corazón se lo agradecerá. La actividad física ayuda a controlar su peso y le ayudará a reducir el riesgo de otras enfermedades como la diabetes, presión arterial alta y el colesterol alto entre otros. Usted incluso no tiene que participar en actividades físicas extenuantes, puede empezar por caminar todos los días y poco a poco aumentar su actividad hasta que su cuerpo le pide más y más; en poco tiempo usted estará corriendo. Confíe en mí, esto se convertirá en un hábito y usted se sentirá mal cuando no lo hace. Para mí, el ejercicio es una necesidad, incluso si se trata de un par de flexiones o pull-ups cada día. Así que levántese del sofá y empiece hoy mismo. Ponga el control remoto del televisor a un lado y levántese a hacer ejercicio AHORA.

3) Una Dieta Saludable

No creo que tenga que entrar en muchos detalles sobre este tema, ya que debería ser algo entendible para la mayoría de la gente. Una dieta rica en frutas, verduras y granos enteros protegerá su corazón y puede prevenir un ataque al corazón como le expliqué anteriormente con la dieta mediterránea. Elimine las grasas saturadas y evite completamente los aceites hidrogenados o grasas Trans. Las grasas saturadas son aquellas encontradas en las carnes rojas y los productos lácteos. Las grasas Trans son las más peligrosas y se encuentran en los alimentos freídos de comidas rápidas, productos de panadería como las donuts, bocadillos procesados, galletas y margarinas. No corte todas las grasas de su dieta porque algunas grasas son esenciales y muy saludables. Las grasas saludables incluyen los aceites de pescado, nueces, aceitunas, aceite de oliva y el aguacate. Si quiere evitar las enfermedades del corazón, la diabetes y el cáncer y mantenerse alejado de las estadísticas de muerte, ingiera de 8 a 10 porciones de frutas y verduras al día, beba 8-12 vasos de agua al día, coma pescado 2-3 veces por semana, evite las grasas Trans y consuma grasas esenciales. Es así de simple. No caiga en la trampa de las farmacéuticas. Su cuerpo no fue diseñado para tomar medicamentos. Disfrute de la vida al máximo. Hágalo por su familia y usted mismo(a).

4) Mantenga un peso saludable

En Estados Unidos dos tercios de la población tienen sobrepeso. Las posibilidades de enfermedades del corazón, presión arterial alta, el colesterol alto y la diabetes aumentan cuando existe un exceso de peso alrededor de la zona media. Para saber si usted tiene sobre peso, simplemente mida su cintura. Para los hombres, debe ser menos de 40 pulgadas, mientras que las mujeres deben tener menos de 35 pulgadas. Pequeñas cantidades de pérdida de peso son de mucho beneficio. Por ejemplo, una pérdida de 5-10% puede disminuir la presión arterial, los niveles de colesterol y reducir el riesgo de diabetes.

Los dos últimos consejos para la prevención son exámenes regulares de salud y dormir lo suficiente. Estos dos son tan importantes como los otros cuatro. Exámenes regulares le ayudarán a saber dónde se encuentra y servirá como base para que usted pueda empezar a hacer cambios en su dieta y estilo de vida. Cuando usted se da cuenta como esta su salud con la ayuda de pruebas de sangre anuales, los resultados lo motivaran para cambiar su vida por un futuro mejor de salud. Recuerde que usted está en este mundo por una razón, de modo que viva la vida como debe ser vivida. Disfrútela y viva con pasión.

Enfermedades del Corazón (Sumario)

- Es la causa # 1 de muertes en USA. Uno de cada dos americanos muere cada año.
- Cada 34 segundos muere una persona en USA
- Hoy, más de 5.000 personas se operan del corazón a un costo de $50 Billones de dólares
- Fumar acelera la progresión de aterosclerosis
- El colesterol alto no es la única marca para medir enfermedades al corazón. Existen 16 más, entre ellas están: C-Reactive Protein y Homocysteine, hipertensión, triglicéridos y LDL altos y niveles bajos de HDL
- Países con menos muertes de esta enfermedad son: Japón, Francia, España y Suiza
- Elimine grasas Trans o aceites hidrogenados
- Reduzca la cantidad de Omega 6 en su dieta
- Escoja alimentos bajos en grasas saturada y poli-insaturada
- Haga ejercicio al menos 3 veces a la semana
- Reduzca el consumo de carnes con alto contenido de grasas como la carne de vaca y de cerdo
- No consuma carnes procesadas como el peperoni, salami, salchicha, tocino y jamón
- Mantenga la presión arterial en un nivel normal
- Pierda peso sin dietas o medicinas. Salga de su casa y mueva su cuerpo. Al menos camine.
- Reduzca el estrés y pare de fumar
- Prevenga y controle la diabetes
- Incremente el consumo de fibra y vegetales
- Si bebe alcohol, no beba más de una bebida al día
- Chequee los niveles de homocysteine, C-Proteína Reactiva, triglicéridos, LDL y glucosa

- Mantenga niveles óptimos de vitamina D y K
- Tome CoQ10, especialmente si toma fármacos para el colesterol. Este punto es muy importante.
- Tome suplementos de aceite de pescado como el Omega 3 (DHA, EPA)
- Incremente el consumo de Omega 9 como el aguacate, aceite de oliva y nueces.

Cáncer

El cáncer es una industria multi-billonaria y hoy es casi imposible que las agencias del gobierno como la FDA, CDC y la AMA acepten el hecho de que el cáncer tiene cura sin necesidad de las únicas medicinas aprobadas para esta enfermedad como la quimioterapia y la radiación. Muchas personas no saben ni creen que existen clínicas y doctores en los Estados Unidos y en el mundo que están curando cáncer (con medicinas sin efectos secundarios) y con métodos naturales a base de buena alimentación. La industria del cáncer es tan poderosa que cada que un doctor ha presentado terapias o recomendaciones diferentes a la quimioterapia y radiación para curar esta terrible enfermedad, éste ha sido ridiculizado y hasta demandado por la Sociedad Americana de Cáncer (ACS por sus siglas en Ingles) o por la FDA.

Tal es el caso del doctor Burzynski quien ha tenido que soportar ataques de la FDA, la ACS y la junta directiva de oncólogos de Texas. Estas entidades han llevado a la corte a este doctor varias veces. Lo único que ha hecho este doctor es curar cientos o miles de pacientes de diferentes tipos de cáncer en los últimos 20 años. El doctor Burzynski inventó una medicina (Anti-neoplastons) que cura el cáncer sin efectos secundarios como lo hace la quimioterapia o la radiación. No recibe fondos del gobierno ni de la ACS. Para saber más sobre este doctor le recomiendo que vea el documental "Dr Burzynski, the movie". Este documental lo puede conseguir con subtítulos en español en Vimeo o en otros portales de video en el internet. Lo único que le advierto es que después de ver este documental usted se va a quedar completamente sorprendido y sin palabras al darse cuenta de la corrupción y el complot que existe para callar y debilitar a cualquier doctor, científico o nutricionista que trate de curar el cáncer.

Yo sé que en este momento usted probablemente esté pensando que algo así no puede estar pasando en el siglo 21 aquí en los Estados Unidos. ¿Cómo puede ser que existan curas para el cáncer, pero estas entidades quieran callar en vez de difundir algo tan importante como esto? Como les dije antes, la industria del cáncer es inmensa y multi-billonaria. Ahora piense en lo siguiente, si estas curas que ya existen tuvieran el respaldo del gobierno, la FDA, la ACS y sobre todo de las noticias nacionales e internacionales, ¿qué cree usted que va a pasar con estas agencias y el centenar de asociaciones sin ánimo de lucro relacionas al cáncer? Obviamente tendrían que cerrar sus puertas al igual que las miles de clínicas de cáncer, los oncólogos, técnicos de radiología, enfermeras, clínicas de mamografía, las caminatas y maratones que traen tanto dinero a las ciudades y compañías que patrocinan, etc. etc. Prácticamente sería un colapso financiero de grandes magnitudes. Los gobiernos a lo mejor lo saben, por esa razón, la aceptación de la cura probablemente no va a suceder en los próximos 50 años o más. Tenga en cuenta que el presidente de la Sociedad Americana del Cáncer o SAC, tiene un salario anual de más de dos millones de dólares. No cree usted que eso es injusto? ¿No cree usted que ese salario es demasiado alto para un presidente de una sociedad sin ánimo de lucro? Esta sociedad también tiene una junta directiva de 43 miembros con muy buenos salarios y otros 1.400 empleados. La SAC recibe millones de dólares del gobierno (de los impuestos que usted y yo pagamos), donaciones de compañías y personas como usted y yo. Estas donaciones son para seguir las investigaciones para una posible cura. ¿Pero hasta cuando tenemos que esperar por la cura? Esta sociedad fue fundada en 1913 con la misión de curar el cáncer. ¿No creen ustedes que 100 años de espera es demasiado tiempo? Como le pueden seguir mintiendo al mundo que todavía no existe cura para el cáncer cuando la historia dice lo contrario.

El Instituto Gerson en California y México, el doctor Gonzalez en Nueva York, el doctor Burzynski en Texas, el Resort de salud Canyon Ranch en Colorado, el Instituto de salud Hipócrates en West Palm Beach entre otros están curando cáncer desde hace mucho tiempo. La única razón por la que ustedes no saben de estos lugares es porque estos doctores e institutos tienen prohibido, por ley federal, divulgar y publicar que están curando cáncer con tratamientos o medicamentos que no han sido aprobados por la FDA o la Asociación Americana de Medicina (AMA). Si un doctor o científico tiene una medicina o terapia para curar el cáncer y sale en las noticias diciendo que ese tratamiento cura el cáncer, ese doctor puede ir a una cárcel federal porque en Estados Unidos es un delito federal decir que cualquier medicina o terapia que no ha sido aprobada por la FDA cura el cáncer. No importa si esa medicina cura 100% de los pacientes que la toman. Si no ha sido aprobada por la FDA, ese doctor puede ir a una cárcel federal por más de 30 años. Difícil de creer, pero cierto. Cualquier doctor o científico que hable mal de las medicinas convencionales como la quimioterapia o la radiación son expulsados o ridiculizados por los grandes mandos del sistema médico.

Tal es el caso del doctor Julian Nicholas que estudio en la Universidad de Oxford y Mayo Clinic y quien fuera un empleado de la FDA en el 2009. En junio del 2009, este doctor le escribió una carta a los directivos de la FDA que pusieran un aviso de precaución a los pacientes del peligro de la radiación de los CT scans. En esta carta, el doctor Nicholas dijo que este procedimiento puede causar cáncer abdominal y leucemia. Posiblemente no lo causa en el momento del examen, pero eventualmente puede causar cáncer según este doctor. El doctor Nicholas fue destituido de su trabajo de la FDA y ahora se dedica a enseñar en una universidad. Esta es la clase de abusos que existe y que nadie habla de ellos. Si usted cree que nada de esto puede ser verdad, o que yo me lo inventé, o algo por el estilo, por favor averígüelo usted mismo en otros libros e investigaciones, o en la historia del cáncer, o en otros recursos confiables. El internet no es muy confiable en muchos de los datos que ofrece generalmente, pero existen varios portales y medios serios que si tienen información confiable y de mucha credibilidad.

Uno de los casos más notables de la posible cura del cáncer que no fue aprobada por el senado de los EEUU en el año 1946 fue la terapia del doctor Gerson. En ese año, el Senado de los Estados Unidos tomó declaración de investigadores del cáncer conocidos a nivel nacional sobre la propuesta anti-cancer Pepper-Neely. En este proyecto de ley, los senadores Pepper y Neely recomendaron la asignación de $100 millones de dólares del presupuesto para investigadores del cáncer para encontrar una cura de este mal de una vez por todas.

El Doctor Max Gerson tenía un tratamiento eficaz para el cáncer y por primera vez en la historia, el Senado de los Estados Unidos invitó a este médico para demostrar su enfoque terapéutico específico para curar el cáncer. El Dr. Gerson llevó cinco de sus pacientes con cáncer curados y los registros de 5 más para su presentación ante el subcomité contra el cáncer Pepper-Neely del Comité Senatorial de Relaciones Exteriores del Congreso.

El impresionante testimonio causó que el senador Pepper llamara a una conferencia de prensa para presentar esta información sobre la terapia del doctor Gerson al frente de todos los medios de comunicación. Sin embargo, un número masivo de grupos de presión de la inmensamente rica Asociación de la Industria Farmacéutica, la Asociación Americana de Medicina, y la Sociedad Americana del Cáncer persuadieron a la prensa para ignorar la rueda de prensa del doctor Gerson y los invitaron a un cóctel muy lujoso con comida gratis. El único reportero que no fue al coctel y prefirió escuchar la presentación del doctor Gerson fue el famoso locutor estadounidense de ABC, Raymond Gram Swing. Después de que Mr. Swing comunicara la noticia de la posible cura del cáncer, las líneas de teléfono se iluminaron en el estudio de radio de la ABC News en la ciudad de Nueva York. Miles de personas llamaban de todos los rincones del país para aprender sobre la Terapia del Doctor Gerson. Mas, sin embargo, las farmacéuticas también estaban escuchando esto y los directores ejecutivos de las compañías farmacéuticas amenazaron con cancelar todos los contratos publicitarios de radio de sus medicamentos. Esto representaba una pérdida anual en ingresos para la ABC por decenas de millones de dólares. Dos semanas después de esa famosa emisión de radio sobre la posible cura del cáncer y después de 30 años en el mismo puesto de trabajo, el locutor Raymond Gram Swing fue despedido de su posición de la ABC News.

Si quiere saber qué pasó con el proyecto de 277 páginas conocido como el proyecto de ley contra el cáncer de Pepper-Neely de 1946 - Documento N° 89471. Este proyecto no fue aprobado en el senado con la ayuda de los lobistas de las grandes farmacéuticas quienes trabajaron arduamente con cuatro senadores que también eran doctores. Hoy en día, el documento N° 89471 se almacena en los archivos de la Oficina de Imprenta del Gobierno de EEUU en una caja colectando polvo. Qué triste que exista tanta corrupción.

La cura del cáncer la tiene usted al alcance de sus manos, pero tiene que tener el valor y la decisión para hacerlo. No es fácil pero tampoco imposible. Existen varios libros que hablan de las curas del cáncer. Uno de ellos es "Cancer can be cured" o el cáncer puede ser curado, del padre franciscano Romano Zago. Como éste hay muchos. Si usted o un ser querido tiene cáncer, edúquese por sí solo, no juegue al cara y sello con un oncólogo porque lo más seguro es que no le pueda dar ni siquiera un 50% de probabilidades que se va a <u>curar</u> con los tratamientos tradicionales de quimioterapia y radiación. Estos métodos son barbáricos en mi opinión y solo tienen un minúsculo 3% de éxito a largo plazo. Usted es el dueño de su cuerpo y usted decide que quiere hacer. Si usted prefiere seguir la recomendación de su oncólogo antes de intentar con métodos o terapias alternativas, esa es su decisión, que Dios lo ampare y espero que le vaya muy bien.

Usted se estará preguntando, ¿porque es tan mala la radiación y la quimioterapia? Y ¿porque no son efectivas? Como le explique antes, la radiación causa cáncer porque es acumulativa y cada que usted recibe radiación, su cuerpo se expone a ciertas cantidades, medidas en milisieverts. Entre más alto el número, más alta la posibilidad de crear tumores cancerígenos. La radiación iónica que es la que emana los rayos X, las mamografías, los CT scans y los tratamientos de cáncer, es una radiación que tiene suficiente energía para remover un electrón de un átomo o una molécula. Es tan fuerte que daña el ADN en las células y éstas son tan inestables que tienen cambios drásticos muy rápidos y se producen mutaciones que pueden causar cáncer y eventualmente la muerte de las células en el área que ha sido irradiada. La razón por la cual se cree que la radiación no es efectiva en un 100% es porque existen varias clases de células cancerígenas. Las más agresivas son las células madres (stem cells), las cuales solo necesitan de una pequeña célula para reproducir millones de células de nuevo. Las otras células son menos agresivas y mueren relativamente fácil.

¿Sabía usted que el éxito de la radiación y la quimioterapia esta medida con la reducción física del tumor? También, ¿sabía usted que más de la mitad de las células en un tumor no son agresivas? Es por esto que los oncólogos les dicen a sus pacientes (después del tratamiento) que el tumor se redujo en un 50% o un X% y por consiguiente dicho tratamiento es efectivo. Lo que ellos no le explican (porque a lo mejor no saben) es que las células madres que resisten el tratamiento se pueden reproducir unos días o meses después de la radiación y pueden producir metástasis. Estas células madres son supremamente agresivas y resisten la mayoría de estas terapias barbáricas y se alimentan de otras células que han sido debilitadas. Esa debilitación es causada por la mala alimentación, el medio ambiente o los efectos del cigarrillo. Es por eso que lo primero que debe de hacer un paciente con cáncer es optar por una alimentación estricta a base de vegetales verdes, ciertas frutas, bebidas verdes como los super-alimentos verdes y diferentes clases de suplementos. Coma una dieta altamente alcalina y reduzca o evite el consumo de alimentos ácidos o alimentos que se convierten en ceniza ácida una vez ingeridos. No confunda los alimentos ácidos con alimentos con sabor ácido. Por ejemplo, los limones y las toronjas son frutas ácidas de sabor, pero son altamente alcalinas y elevan el nivel del pH. Estoy hablando de los alimentos que se metabolizan en azúcar y luego se convierten en ceniza ácida en su cuerpo, como los carbohidratos refinados, pastas blancas, azúcares y otros. Los carbohidratos refinados se convierten en ácido palmítico los cuales se sintetizan en lo que conocemos como triglicéridos. En las próximas páginas encontrará una lista completa de alimentos ácidos y alcalinos. Otra combinación importante que ayuda a disminuir tumores cancerígenos es la cúrcuma y la pimienta negra. Esta combinación puede ser 1.000 veces más eficaz que la quimioterapia. Esto no lo escuchará jamás en las noticias.

Si opta por la radiación, le aconsejo que cuestione a su oncólogo y le pregunte si la clínica utiliza el método de la radiación enfocada. También cerciórese que la radiación aplicada es la mínima cantidad necesaria para irradiar el tumor. Estas máquinas de radiación tienen controles para niveles bajos o altos. Entre más alto, más nocivo. Recuerde que los órganos que van a ser dañados no son los del oncólogo o el técnico radiólogo, por eso, no le de miedo preguntar y exigir más detalles sobre los efectos secundarios de este tratamiento. Buena suerte.

Leche de vaca

A todos nos han lavado el cerebro que la leche de vaca es buena y que se tiene que beber diariamente. **Got Milk**? **¿Tienes leche?** ¿Recuerda los comerciales del bigote blanco? Cuando a usted le preguntan - ¿cuáles son los dos principales beneficios del consumo de la leche? Lo más probable es que usted responda lo que el 98% de las personas responde, Calcio, Proteína y Vitamina D. Bueno, lamento decirle que a todos nos han mentido o al menos parcialmente. La razón es porque no están diciendo toda la verdad, o al menos que no nos están diciendo los riesgos asociados con el consumo de la leche de vaca. La leche puede ser buena, pero buena para los terneros. La leche de vaca tiene cerca de 59 hormonas activas, grasa saturada, colesterol y muchos alérgenos que desafían el sistema inmunológico del cuerpo humano cada vez que se bebe este líquido blanco de buen sabor. Los estudios han encontrado que la leche tiene herbicidas, dioxinas, potentes antibióticos más fuertes que los que reciben los seres humanos, pesticidas, sangre, pus, desechos, bacterias y virus. La causa número uno de muerte en los EE.UU. y los países más desarrollados son las enfermedades cardiacas. Imagínese toda la grasa saturada, colesterol y lácteos que estos países consumen con la ayuda de la leche. La industria de la leche nos hace creer que la leche es un alimento esencial en nuestro suministro de alimentos. Eso no es cierto, así como lo explico en las siguientes páginas.

La leche tiene una potente hormona llamada Factor de Crecimiento Insulínico Tipo 1 o IGF-1 por sus siglas en Ingles. Esta hormona se ha demostrado que es un factor clave en el crecimiento rápido y proliferación del cáncer de próstata, colon y de mama. Se cree que otros tipos de cáncer también pueden ser promovidos por esta hormona. Esta hormona puede ser importante para las terneras, no los humanos, ya que las ayuda a crecer más rápido y más gordas. Monsanto inventó una inyección muy potente que ayuda a las vacas a producir más leche de lo normal. Esta vacuna se llama Posilac (o rbGH). Esta vacuna ayuda a generar más de la hormona IGF-1 en la leche (hasta un 80% más). Por desgracia para usted y todos nosotros, la FDA dice que esta hormona se destruye fácilmente en el estómago, por lo que no tiene que preocuparse de nada. El sentido común nos dice que esta afirmación de la FDA es ridícula porque esta hormona hace que el becerro crezca más rápido. Si esta hormona se destruye en el estómago como lo dice la FDA, entonces la digestión y absorción del cuerpo humano no trabaja para nada, ¿No creen?

¿Dónde crees que las vacas reciben el calcio para sus huesos grandes? De las plantas, por supuesto. Las plantas que las vacas comen tienen grandes cantidades de magnesio, lo cual es esencial para absorber y utilizar adecuadamente el calcio. La leche de vaca tiene muy pocas trazas de magnesio de modo que el calcio en la leche es inútil para los seres humanos porque la mayoría de este calcio no puede ser absorbido por el cuerpo humano. Hay una razón por la cual las vacas tienen 4 estómagos y los seres humanos sólo tenemos uno. A pesar de que la leche de vaca tiene tres veces más calcio que la leche materna humana, en realidad no importa porque se necesita la misma cantidad de magnesio para ser capaz de absorber y utilizar el calcio apropiadamente. Para que tenga una idea, la leche tiene suficiente magnesio para absorber solo el 11% del calcio de ésta. Los países con las tasas más altas de osteoporosis son también los países con mayor consumo de leche de vaca. Cuando tenga un tiempo sin hacer nada, le recomiendo que revise el estudio hecho a 78.000 enfermeras en un periodo de 12 años conducido por la Universidad de Harvard. Las enfermeras con el mayor consumo de leche por día, tenían un riesgo significativamente mayor de fractura de cadera (un aumento del 45%). La leche se considera un alimento con alto nivel acídico en la tabla de pH (Recuerde que el pH se mide del 1 al 14, y el 7 es neutral). En el próximo capítulo le explico los peligros de comer alimentos que tienen un pH inferior a 7. Cuando usted bebe leche de vaca y otros productos lácteos diariamente, su cuerpo automáticamente alcaliniza los efectos ácidos de estos alimentos. Para hacer esto, el cuerpo obtiene el mineral más alcalinizante en su cuerpo, el Calcio, de las reservas alcalinas que tenga o de los alimentos alcalinos que haya consumido. Si usted no tiene reservas suficientes de calcio, el cuerpo automáticamente extrae el calcio de los huesos para equilibrar el ácido de la leche o de otros productos ácidos. Por lo tanto, si usted bebe demasiada leche o consume productos lácteos y otros alimentos ácidos, los huesos se vuelven frágiles a través del tiempo y aumenta el riesgo de fracturas óseas. Espero que ahora entienda por qué el calcio de la leche no es tan beneficioso para los seres humanos como lo hacen parecer.

Ahora, vamos a hablar de la proteína en la leche. 80% de la proteína que se encuentra en la leche se llama caseína. Este es un poderoso aglutinante o polímero y se usa para hacer plásticos. La caseína se utiliza también para hacer pegamento para muebles y para mantener las etiquetas de la mayoría de las botellas de vidrio. La caseína es una mala noticia, ya que crea una gran cantidad de mucus, especialmente en los bebes y niños en crecimiento.

Si usted es un atleta, no le recomiendo comer pizza ni cualquier otro alimento lácteo antes de una carrera o rutina de ejercicios, ya que estos productos pueden causar congestión e infección de oídos. La pasteurización de la leche elimina todas las bacterias (buenas y malas). A pesar que suena bien eliminar las bacterias, en realidad esto crea otros problemas relacionados con la mala digestión, acides estomacal y pueden causar alergias. Existen varias enzimas en la leche. Una de estas enzimas es necesaria para la absorción y el procesamiento correcto de la caseína. El problema es que la pasteurización elimina esta enzima y el cuerpo no puede procesar esta proteína correctamente. Cuando esto sucede, la caseína se abre paso en las células débiles y se une y obstruye las células y los conductos que están diseñados para fluir libremente, como es el caso de los conductos de leche en los senos. Estos conductos ayudan a llevar la leche materna de las glándulas o pequeños sacos donde se produce la leche, hasta el pezón. Cuando estos ductos se tapan, se crea una acumulación de la caseína y esto puede causar un hongo o un bulto pequeño sensible en el pecho. Si no se hace nada para disolver este hongo, con los años, puede crecer lentamente hasta que crea un tumor lo suficientemente grande como para ser detectado por los métodos de detección del cáncer.

La homogeneización de la leche también es una mala noticia, ya que ayuda a romper las moléculas grandes de grasa en otras más pequeñas. Estas pequeñas moléculas de grasa entran en el torrente sanguíneo que ayuda a las toxinas grasas a entrar en los órganos. Las moléculas grandes de grasa no pueden entrar en la pared intestinal hacia el torrente sanguíneo por lo que, si le gusta la leche de vaca, trate de conseguir leche cruda, no homogenizada. Desafortunadamente para usted y todos nosotros, la FDA prohibió la leche cruda, la cual es mejor que la leche que se vende en los supermercados. No sé para quien trabaja la FDA pero no creo que lo haga para beneficio de nosotros.

La leche de vaca también ha sido conectada a la diabetes tipo 1. La Academia Americana de Pediatría (AAP) publicó la siguiente advertencia: "La exposición temprana de los infantes a la proteína de la leche de vaca puede ser un factor importante en la iniciación de la célula beta (células productoras de insulina del páncreas). Esto produce un aumento leve en el riesgo de aparición subsecuente de diabetes tipo 1. La exposición temprana a la proteína de la leche de vaca puede causar que esta proteína entre con facilidad al torrente sanguíneo, donde los anticuerpos se generan por el sistema inmunológico. Estos anticuerpos también atacan a las células productoras de insulina del páncreas. Entonces, si la AAP se preocupa por los niños durante los primeros meses de vida y hasta antes de cumplir un año, ¿por qué no están preocupados por aquellos que tienen 2, 3, 4 años o más? ¿Acaso no deberían estar preocupados por todas las edades? Los niños les encanta el helado, la mantequilla, el queso y otros productos lácteos que ayudan con el inicio de la célula beta que ya se sabe que puede causar diabetes tipo 1. No es de extrañar por qué la diabetes tipo 1 se encuentra sobre todo en los niños de corta edad. La diabetes tipo 2 es un poco diferente, pero la leche también puede ayudar con este tipo de diabetes. Una proteína que se encuentra en la leche llamada lactoalbúmina se ha identificado como un factor clave en la diabetes y una de las principales razones de la AAP para la emisión de la declaración antes mencionada. Yo no sé ustedes, pero si yo supiera que un producto se ha demostrado que debilita el páncreas, el cual es el principal órgano que balancea la glucosa, yo no les daría ese producto a mis hijos. Si usted no puede eliminar la leche de vaca de la noche a la mañana, al menos reduzca su consumo lentamente.

¿Sabía usted que la FDA y la USDA permite que la leche que se vende en los supermercados tenga cerca de 750.000 células somáticas, también conocidas como "pus", y 20.000 bacterias vivas por cada centímetro cúbico? Esto es equivalente a 20 millones de bacterias vivas y 750 millones de células de pus por litro.

La revista de medicina británica, The Lancet, informó que existe una estrecha relación entre el consumo de lácteos y la esclerosis múltiple o MS. Además, en el 2001 la Revista de Inmunología vinculó la MS con el consumo de leche de vaca. El doctor Michael Dosch, MD, también habló de la conexión entre la MS y las proteínas de la leche. Él y su equipo de investigadores encontraron una estrecha relación entre la diabetes tipo 1 y la esclerosis múltiple. Ellos creen que estas enfermedades son en realidad la misma. Dos tercios de las víctimas de la MS son mujeres y ¿A quién crees que son dirigidos la mayoría de los comerciales de televisión y el mercadeo imparable de la industria láctea? A las mujeres, por supuesto. El queso se consume principalmente por mujeres y con las tácticas de miedo de la industria láctea relacionada a la osteoporosis, también caen en la trampa del consumo de leche.

Los productos lácteos fueron los alimentos más retirados del mercado en los EE.UU. entre 1993 y 1998, debido principalmente a la contaminación bacteriana, como la salmonella, listeria y el E. coli. Estas bacterias provienen de los desechos de los animales. También contienen virus que causan linfoma y enfermedades similares a la leucemia. En los Estados Unidos y en todo el mundo, la leucemia es más común en las personas que consumen altas cantidades de productos lácteos. Por si usted no lo sabía, el virus de leucemia bovino, no es algo nuevo. Este virus ha existido por muchos años. En estudios hechos en 1998 y en el 2010 por el Sistema de Monitoreo Nacional de la Salud de los Animales o NAHMS por sus siglas en Ingles, encontró que el 89% de las granjas tenían vacas infectadas con este virus. El problema con este virus es que el ganado infectado no muestra ningún síntoma y por consiguiente nadie sabe que las vacas están infectadas hasta que se les hace la prueba.

Múltiples estudios han demostrado que los familiares de productores de leche tienen un número elevado significativo de incidencias de leucemia. La pasteurización elimina muchos tipos de bacterias, pero algunas de estas bacterias sobreviven. También hay una preocupación con la pasteurización porque este proceso puede dividir un virus en pequeños fragmentos que pueden ser más peligrosos.

Con toda la evidencia sobre los peligros del consumo de la leche, yo he elegido eliminar la leche de vaca de mi lista del supermercado. De vez en cuando me como una rebanada de pizza o un poco de helado, pero me aseguro que es una pizza de vegetales para aprovechar los beneficios de las verduras alcalinizantes. También bebo agua alcalina diariamente y otros alimentos que ayudan a limpiar y desintoxicar el sistema. Además, una pequeña porción de pizza de vez en cuando no me va a causar ningún daño a largo plazo. El problema es cuando una persona se alimenta con leche de vaca y otros productos lácteos diariamente. Prefiero prevenir las enfermedades de que entren en mi casa comiendo bien y evitando los alimentos equivocados. En mi casa sólo bebemos leche de almendra y leche de arroz y espero que usted reduzca el consumo de leche de vaca poco a poco.

Como bono de este capítulo, aquí les dejo la receta para hacer su propia leche de almendra o de cualquier nuez que quiera hacer. El proceso es muy similar. La leche de almendra es muy fácil de hacer en casa con la ayuda de una licuadora y un colador de agujeros súper pequeños.

Para hacer un promedio de 3.5 vasos de leche, ponga a remojar 2 vasos de almendras (ojala que sean orgánicas) de la noche a la mañana, por lo menos 12 horas. Al día siguiente lave las almendras y échelas a la licuadora sin el agua que utilizo para remojarlas; luego vierta 4 vasos de agua purificada y licue hasta que solo vea pequeñas señas de la piel de las almendras. Agregue miel al gusto y una cucharadita de extracto de vainilla (si lo desea). Licue de nuevo para mezclar la vainilla y la miel. Ahora cuele la leche con un colador de tela con agujeros muy pequeños. Ya esta! Disfrute su leche sin ingredientes ni químicos peligrosos. Esta leche sabe más rica cuando esta fría pero disfrútela como a usted más le guste.

Mamografías

El cáncer de mama es la causa número uno de muertes de cáncer en mujeres de 42 a 56 años de edad en los EEUU. Una de cada 8 mujeres es diagnosticada con cáncer de mama en los EEUU; en cambio, solo una de cada 20 mujeres asiáticas es diagnosticada con este cáncer. Se cree que la razón puede ser la diferencia de dieta en las mujeres asiáticas, quienes ingieren más fibra y alimentos con un alto nivel nutritivo. En una entrevista que le hizo la actriz y escritora Suzanne Somers al conocido doctor neurocirujano Russell Blaylock; él dijo que si él fuera mujer nunca se haría una mamografía. Él explica que una mujer que se haga una mamografía al año por 10 años seguidos tiene un 20% a 30% de probabilidades de desarrollar cáncer de mama por los efectos acumulativos de la radiografía de este procedimiento. Mike Adams de la famosa página de internet Naturalnews.com explica en varios artículos soportados con estudios científicos que la exposición a la radiación en los EEUU ha aumentado más de 600% en los últimos 30 años. La mayor parte de este incremento viene de pacientes expuestos a radiación de equipos médicos como los CT scans y las mamografías.

El problema de esto es que la mayoría de las personas no saben que la radiación ionizante de estos procedimientos es supremamente peligrosa por su efecto acumulativo que expliqué anteriormente.

Un estudio publicado en el Diario de Medicina de Nueva Inglaterra en el 2007 encontró que sobrevivientes de las bombas atómicas de 1945 contra Japón durante la segunda guerra mundial, todavía enfrentan un aumento significativo de riesgo de cáncer. Estos casos de radiación son equivalentes a solo 2 o 3 CT scans. Es verdad, solo dos CT scans puede ser lo mismo que haber estado a pocas millas de una explosión de una bomba atómica; esto es un hecho científico. Imagínese entonces el riesgo al cual son expuestas aquellas personas que han tenido un CT scan, varias mamografías y otro tipo de radiografías durante un periodo de 10 años. Es obvio que estas personas tienen un riesgo mucho más elevado que las personas que evitan todo tipo de radiación. La cadena de noticias ABC News reportó que el doctor Len Lichtenfeld, subdirector médico de la Sociedad Americana del Cáncer, dijo que la radiación de estos scans no es inconsecuente y puede causar cáncer más adelante. ¿Porque entonces el sistema médico no explica bien a los pacientes de los peligros de las mamografías? ¿Porque cada día abren más centros de mamografías y buses que se trasportan de corporación en corporación para tomar mamografías a los empleados directamente en las afueras de sus oficinas? En mi opinión, la razón es simple, ¡dinero! Hay mucho dinero de por medio.

Las mamografías tienen otro problema gravísimo que los pacientes no saben. Existe un número muy elevado de falsos positivos y falsos negativos. Por esta razón muchos doctores se preguntan… ¿Es la mamografía una herramienta efectiva para detectar el cáncer de mama? Algunos críticos dicen que no y un estudio en Suiza de 60.000 mujeres mostró que el 70% de los supuestos tumores detectados por las mamografías no eran tumores de acuerdo a las biopsias hechas a dichas personas. Estos son parte de la categoría de los falsos positivos. Lo peor de todo es que esto lleva a muchos procedimientos innecesarios de biopsias y sobre todo el estrés de la persona cuando el oncólogo le dice que la mamografía ha detectado una sombra que tiene que ser revisada con más detalle. Recuerde que el estrés enferma y debilita el sistema inmunológico.

Al mismo tiempo, el libro "The Politics of Cancer" del doctor Samuel S. Epstein habla de los falsos negativos. En este libro el doctor Epstein explica que, en mujeres de 40 a 49 años, uno de cada cuatro instancias de cáncer no es detectado por las mamografías. El Instituto Nacional de Cáncer (NCI por sus siglas en Ingles) pone la tasa de falsos negativos incluso superior al 40% entre las mujeres de 40-49 años de edad. Los investigadores han encontrado que el tejido de mama de las mujeres jóvenes es más denso y esto dificulta detectar tumores. Es por esto que los falsos negativos ocurren con más frecuencia en mujeres pre-menopáusicas.

Los peligros de la radiación de este tipo de aparatos médicos han sido documentados por la FDA, el NCI y por una infinidad de estudios científicos. En 1976 por ejemplo, los equipos de mamografía producían entre 5 y 10 RADs (o Dosis de Radiación Absorbida) por cada proyección. Los equipos de hoy solo emanan 1 RAD pero esta exposición de radiación incrementa el riesgo de cáncer de mama en 1% de acuerdo al doctor Frank Rauscher quien era el subdirector de la NCI. El problema es que la radiación es acumulativa.

El doctor Russell Blaylock, MD, estima que cada examen de mamografía anual incrementa el riesgo de este cáncer en un 2%-3%. En los años 60's y 70's este riesgo nunca se les advirtió a las pacientes inclusive aquellas a la que se les hacían 10 exámenes al año. El doctor Blaylock dice que el poco beneficio que proveen las mamografías no justifica el riesgo a largo plazo.

El doctor John W Gofman quien es una autoridad en los efectos de la radiación iónica, estima que el 75% de los casos de cáncer de mama pueden ser prevenidos si se limita la exposición a la radiación iónica. Esto incluye las mamografías, los rayos X, los CT scans y otros equipos médicos y dentales.

De acuerdo a las estadísticas, desde que se introdujo los exámenes de mamografía el incidente de cáncer de mama llamado ductal carcinoma in situ (DCIS) ha incrementado en más de 300% y se cree que aproximadamente 200% de este incremento es debido a las mamografías.

En un examen de mamografía, los senos son casi aplastados de arriba a abajo y de lado a lado. Esto puede exaltar las células cancerígenas existentes y causar metástasis. Esto quiere decir que si una paciente se hace un examen de mama sin saber que ya tiene un pequeño tumor, ese examen puede multiplicar ese pequeño tumor y propagarse más rápidamente en toda el área del seno.

Un estudio publicado en 1992 de un periodo de 25 años hecho en Canadá para comparar la incidencia de cáncer de seno y la mortalidad de mujeres entre los 40 y 59 años de edad que se sometieron o no a estudios de mamografías, mostró que la mamografía no tenía ningún efecto positivo en la mortalidad de mujeres entre estas edades. Es más, este estudio sugirió que las mujeres de esas edades son más propensas a morir a consecuencia de las mamografías. En mi opinión, el riesgo al que se exponen las mujeres a causa de las radiaciones es más alto que el beneficio que este procedimiento ofrece.

Me imagino que usted se está preguntando, ¿entonces que se puede hacer para detectar el cáncer de mama? Existe una tecnología aprobada por la FDA llamada Termografía. Este es un procedimiento que utiliza una cámara térmica que toma una o varias fotografías en el área de los pechos de la paciente. Estas fotografías son observadas por un doctor o el personal técnico de la clínica, con la ayuda de un computador. Este procedimiento no utiliza rayos X o ningún tipo de radiación nociva y no tiene efectos secundarios dañinos. Lo único negativo de la termografía es que no todos los seguros de salud cubren este procedimiento y, por ende, la paciente tiene que cubrir los gastos de su propio bolsillo. Pero no se desanime porque algunos seguros si lo cubren. Si su seguro no lo cubre yo le sugiero que haga un esfuerzo y consiga el dinero. El riesgo de las mamografías es muy grande y es preferible pagar los US$130 a US$190 que cuesta este procedimiento que tener que soportar el dolor de una mamografía y el probable riesgo de contraer cáncer de mama a largo plazo. Recuerde que es su decisión y no la del doctor. Usted tiene todo el derecho de rechazar los métodos barbáricos convencionales del tratamiento de cáncer; no solo mamografías sino también la quimioterapia y la radiación.

Cuando usted se educa por sí misma, eso le ayudará a tener una conversación más profesional con su médico. Un médico siempre va a tratar de convencerla para que se haga una mamografía bajo la promesa de que son seguras y eficaces. Pero si usted hace las preguntas correctas sobre este tema, le aseguro que la conversación con el oncólogo puede ser un poco diferente. No se deje intimidar si su médico le dice algo así como "¿En dónde has leído esa información? ¿la internet? No creas todo lo que lees en la red". Con una frase similar a esta la mayoría de los médicos la convencerá a que se haga la mamografía. Por lo tanto, antes de que el oncólogo o su médico le diga eso, edúquese y traiga la literatura de revistas médicas y estudios científicos independientes y muéstrele los riesgos de la mamografía según los expertos en el campo de la radiología. Es su vida, así que asegúrese de tener todos los datos y documentos con usted el día de la cita. No le confíe el 100% de su salud al sistema médico ya que, según las estadísticas de mortalidad, las muertes por errores médicos persisten como el causante # 3 en los EEUU.

En una audiencia del Senado en julio del 2014, congresistas explicaron la devastadora pérdida de vidas humanas (más de 1.000 personas cada día), así como el costo para los contribuyentes que está cerca de $1 billón de dólares cada año. El problema no termina ahí, porque por cada 1.000 personas que mueren cada día, también hay unos 10.000 casos de complicaciones graves reportados cada día que son causados por errores médicos que en muchos casos resultan en daño cerebral permanente o parálisis. No quiero asustarle, pero sí quiero hacerle saber que los errores médicos son un gran problema y saber acerca de ellos le va a ayudar a ser un paciente más informado para usted y sus hijos. Por cierto, la mayoría de los Estados en USA tienen un tope de dinero en caso de una demanda jurídica a causa de errores médicos, así que no crea que usted puede demandar a un médico o una empresa farmacéutica por varios millones de dólares debido a un daño causado por una medicina o un procedimiento médico, ya que la ley no está de su lado cuando se trata de una indemnización. La ley favorece más a las corporaciones que a usted.

He aquí un ejemplo de los errores médicos en el campo de la radiación. En el 2009, más de 200 pacientes de derrame cerebro vascular en el Cedars-Sinai Medical Center, en Los Ángeles, comenzaron a sufrir de pérdida de pedazos de cabello y enrojecimiento de la piel después de ser expuestos a varias tomografías computarizadas en la cabeza o CT scans. Una investigación de la FDA encontró que los técnicos de este centro expusieron a estos pacientes a una dosis de más de ocho veces la dosis apropiada de nivel de radiación. Esto es equivalente a cerca de 5.000 rayos X y de acuerdo con la Comisión Reguladora Nuclear de Estados Unidos esta dosis puede matar a una persona si la exposición a la radiación se hace a todo el cuerpo.

Otro ejemplo de los errores médicos en este campo es el caso de Jacoby Roth, un niño de 2 años que fue llevado a la sala de emergencia en el 2008 cuando se cayó de su cama y se golpeó la cabeza. El técnico de la sala de emergencia realizó múltiples CT scans. Esto causó una sobredosis de radiación masiva que probablemente le causó daños permanentes por el resto de su vida. Hay pruebas claras de que los niños están en mayor riesgo porque sus pequeños cuerpos son más sensibles a la radiación que los adultos. El mayor problema es que los niños están expuestos a dosis de radiación para adultos en lugar de dosis pediátricas. Estas máquinas tienen controles de nivel, pero a veces los técnicos se olvidan de ajustar el nivel para el paciente adecuado.

Algunos médicos están tomando nota y están despertando a los peligros de este tipo de radiación, pero hay un problema de dinero muy grande; por cada CT scan realizado, el hospital se gana una buena parte de ese dinero, el cual les ayuda a pagar por estos equipos que cuestan varios millones de dólares. Cuando hay un conflicto de interés en relación a su salud, la moral y la parte humana pasa a ser una tercera prioridad. Recuerde que usted tiene que educarse en todo aspecto y tomar el control de su salud usando el sistema médico a su propio beneficio, y no para el beneficio del sistema. Le recomiendo leer otros libros sobre este tema, junto con artículos de estudios independientes y estudios clínicos para que pueda tomar una decisión informada en lugar de jugar a la ruleta rusa con su salud y la de sus hijos. Recuerde que los médicos no lo saben todo ya que ellos son humanos y también cometen errores.

Antes de aceptar lo que su oncólogo le diga por favor pregúntele por otras opciones o por lo menos exíjale que le suministre el porcentaje de probabilidad de curación o detención con el procedimiento a seguir. Le aseguro que esa probabilidad es muy baja y no vale la pena. No existe un doctor que le pueda decir y garantizarle que estos procedimientos tienen un 60% o 70% de probabilidad de cura o de detención. Por último, quiero recordarle que cualquier decisión que tome no puede ser basada solamente en la información que le estoy suministrado aquí, ya que yo no soy doctor y no tengo la autoridad de hacerlo, pero si, con las investigaciones debidamente documentadas que he realizado durante varios años puedo ofrecerle esta información que podría serle de gran utilidad en el momento de tomar una decisión si es su caso, o transmitirla a sus familiares y amigos.

pH Potencial de Hidrogeno

Este capítulo es probablemente el más importante para las personas que sufren de cáncer o aquellos con una historia de cáncer en la familia. Evidentemente, es importante también para todos los demás, al igual que las personas que sufren de osteoporosis, artritis y obesidad.

Sobre este tema en particular se pueden encontrar muchos libros en el mercado de libros de salud. Uno de estos libros es "Alcalize or Die" por el Dr. Theodore Baroody. En este libro el Dr. Baroody explica que casi todas las enfermedades y dolencias son causadas por un sistema ácido con alta deficiencia en partes alcalinas necesarias para equilibrar los niveles de pH. El cuerpo humano debe tener un pH cercano a 7. En la escuela secundaria aprendimos que los niveles de pH están en el rango de 1 a 14. También aprendimos que un pH de 1 es tan poderoso que puede hacer un agujero en una barra de hierro y un pH de 14 es muy alcalino. El pH ideal del cuerpo humano es de 7,36. Cuando se mantiene el pH de la sangre entre 7 y 7,4 usted no tiene que preocuparse de contraer cáncer o cualquier otra enfermedad crónica porque las enfermedades no pueden vivir en un ambiente alcalino.

Cuando el cuerpo está en este rango, todos los órganos, el sistema inmunológico, las células y moléculas funcionan en armonía y equilibrio. A medida que el cuerpo se vuelve más ácido, una serie de problemas, incluyendo el peso corporal, acné y dolores en diferentes partes del cuerpo se reflejan en forma de inflamación interna, en la pérdida de calcio en los huesos y muchos otros problemas. El ácido se forma por varias razones, incluyendo el medio ambiente, el estrés y otros, pero la forma más común y fácil proviene de los alimentos que ingerimos todos los días.

Los alimentos ácidos crean un desequilibrio en el pH y si la persona sigue comiendo alimentos ácidos, el cuerpo alcanza el punto de acidosis, la cual es una condición de exceso de acidez de los fluidos y tejidos del cuerpo. Cuando esto sucede, el cuerpo entra en modo de supervivencia y obtiene el calcio de la fuente más grande del cuerpo, los huesos. ¿Imagínese que ocurre cuando el calcio es extraído de los huesos de una manera continua?

Se presenta la enfermedad conocida como Osteoporosis. Pero este no es el único problema por el que usted tiene que preocuparse. Si el pH de la sangre es demasiado ácido, su cuerpo se convierte en una zona de alimentación para las células cancerígenas. Esta es la razón por la que usted debe saber cuáles alimentos son ácidos y cuales son alcalinos y una vez sepa esto, usted tiene que hacer un esfuerzo para cambiar sus hábitos antes de que sea demasiado tarde. Esto es tan importante tanto como un caso de vida o muerte.

Los alimentos más ácidos son los que se encuentran en los alimentos procesados con una gran cantidad de conservantes, colorantes, azúcar y sabores artificiales. Casi el 80% de los alimentos que se venden en los supermercados de hoy están altamente procesados, y duran meses e incluso años en los estantes. La gente cree que una lata de sopa es "comida"; Yo le llamo "veneno enlatado". Si un producto puede varios durar años en los estantes, ¿Usted realmente cree que ese producto sea bueno para usted? El sistema digestivo y el hígado tienen que trabajar extra para poder digerir y filtrar ese tipo de "comida". En muchos casos, los alimentos no pueden ser filtrados completamente. Esto causa que los alimentos se acumulen en forma de grasa alrededor del hígado. Los alimentos procesados son el peor tipo, pero los productos con alto contenido de azúcar y carbohidratos refinados son igual de dañinos, ya que estos productos se convierten en glucosa rápidamente. Sólo recuerde lo siguiente El azúcar se convierte en ceniza ácida dentro de su cuerpo. ¿Qué cree usted que puede pasar cuando usted ingiere mucha azúcar o carbohidratos refinados? si usted ha dicho cáncer, acertó correctamente.

La buena noticia es que el pH se puede elevar y equilibrar relativamente fácil. Los pasos son simples para algunos y más difícil para otros. Todo depende de usted, pero usted tiene que entender que el cáncer, la obesidad y las enfermedades del corazón no pueden curarse o revertirse sin hacer cambios drásticos en su dieta. Tiene que cambiar sus hábitos alimenticios e incorporar una dieta altamente alcalina o al menos una dieta que contenga 80% de alimentos alcalinos y 20% de alimentos ácidos. Este tema es tan importante que su vida depende de ello. Lo importante es balancear el pH de su cuerpo.

El cáncer es un hongo y puede ser removido de su cuerpo si usted hace los cambios descritos en este libro y especialmente la información proporcionada en este capítulo. Las células cancerígenas se mueren de hambre en un ambiente alcalino y florecen en un cuerpo ácido. Por esta razón usted necesita entender y aceptar este concepto y empezar a cambiar su vida para siempre. No se deje engañar por toda la campaña de mercadeo de la industria alimenticia. Ellos solo quieren ganancias, su salud no es parte de la agenda de esta industria. Por el contrario, un cuerpo sano no requiere de fármacos ni tratamientos costosos para seguir saludable. Piénselo bien y haga los cambios necesarios para evitar o eliminar esta terrible enfermedad, no le deposite toda su esperanza a los oncólogos, porque la mayoría de ellos siguen unas directrices y protocolos que solo le favorecen a las compañías de fármacos, y además pueden equivocarse al aplicar tratamientos convencionales terriblemente perjudiciales que pueden llevarlo a ser parte de las estadísticas ya nombradas anteriormente.

Finalmente quiero compartir tres casos de personas cercanas a mi núcleo familiar quienes fueron diagnosticadas con cáncer. Estas tres personas tienen algo en común, y es que ninguna de ellas les gusta beber agua. Un estudio realizado en 1999 por la Escuela Pública de Salud de la Universidad de Harvard, demostró que beber 10 vasos de líquidos al día (sobre todo agua) redujo el riesgo de contraer cáncer en un 50% comparados con los que tomaron menos de 6 vasos al día.

pH - Potencial de Hidrogeno

- pH es la medida de resistencia eléctrica entre iones positivos y negativos en el cuerpo.
- El rango de pH es de 1.0 (Acido) a 14 (Alcalino).
- Un nivel de pH optimo es de 7.36
- Todas las personas que sufren de cáncer tienen un PH < 6.0
- Los carbohidratos refinados se convierten en azúcar, el cual se convierte en ácido con un nivel de pH inferior al 5.0. ¿Cáncer? Es muy probable.
- El pH del agua pura es 7.0 o neutral
- Comidas con pH ácido adelgazan los huesos y bajan la masa muscular
- Los riñones trabajan extra si los alimentos que se ingieren tienen un nivel de pH más ácidos que alcalinos.
- Los residuos ácidos atacan los tejidos, músculos, órganos y glándulas. Si estos atacan las articulaciones usted puede desarrollar artritis.
- Aliméntese con la regla del 80/20. 80% alcalinos y 20% ácidos o mejor aún, 85/15.
- La carne tiene un nivel de ácido de 5.3 (nivel ácido).
- El melón cantalupe tiene un nivel de alcalinidad de 7.0
- El cuerpo debe de tener grandes reservas de Bicarbonato de Sodio.
- El ácido hidroclórico (AHC) ayuda a mantener un balance ácido/alcalino optimo
- El AHC es la primera substancia en el estómago que rompe la comida.
- Este ácido declina después de los 40 pero puede suceder antes.
- Bebidas alcohólicas reducen el AHC
- Evite aceites hidrogenados o grasas Trans
- Evite azúcar refinada y azucares artificiales
- Elimine carbohidratos refinados como el pan blanco, pasta blanca, galletas, pizza, donuts, bagels, etc.
- Evite comer de más. Reduzca las porciones de comidas.
- No beba agua muy fría. Esto inhibe la producción de ácido

- Los antibióticos acaban con la flora intestinal (bacteria buena). Si tiene que tomarlos porque el doctor le dijo, tome Pro bióticos, yogurt y otros alimentos que elevan el AHC y la flora intestinal.
- Aumente los siguientes alimentos para elevar niveles de AHC:
  o Enzimas digestivas, Multi-vitaminas, Complejo B, Vitamina C
- Tome Te de hierbas especialmente Te Verde y de Jengibre
- Si el AHC está balanceado, la hormona Secretin se excreta del páncreas el cual produce grandes cantidades de Bicarbonato
- Evite el nitrato de sodio y alimentos con MSG
- Evite el maní, la cebada y la proteína de cebada (Gluten)
- Tome un vaso o dos de agua con 1/5 cucharadita de bicarbonato de sodio al día. Esto es altamente alcalino
- El pH se puede medir en su propia casa usando una tira de papel reactiva de orina. Estas tiras son muy económicas y se consiguen en las farmacias o en tiendas de salud.

Alimentos alcalinos

Alimentos Alcalinos
- Alfalfa - Hierba de cebada - Remolacha - Zanahoria - Apio
- Brocoli - Coliflor - Cabage - Pepino - Vegetales verdes
- Chlorella - Dientes de leon - Berenjena - Ajo - Avichuelas - Col
- Alverjas - Lechuga - Champiñones - Hojas de mostaza - Cebolla
- Chirivias - Pimentones - Calabaza - Rabanos - Algas marinas
- Espinaca - Spirulina - Retoños - Tomates - Berros
- Papa dulce - Hierba de trigo - Verduras silvestres - Nori
- Daikon - Maitake - Wakame - Reishi - Shitake - Umeboshi
- Alga verde - Mango - Papaya - Perejil - Kiwi
- Asparragos - Maracuya - Aguacate - Pimientos
- Manzana - Albaricoque - Bananos (Alto en indice glucemico)
- Mora - Melón - Cereza - Coco - Dátiles - Breva
- Uvas - Toronja - Melon Honeydew - Limon - Limas - Pera
- Nectarines - Naranja - Durazno - Piña - Uvas pasas - Franbuesas
- Fresas - Mandarina - Sandia - Frutas tropicales
- Almendras - Castañas - Tempeh - Tofu (fermentado)
- Stevia - Ají picante - Canela - Curry - Jengibre - Miso - Hierbas
- Sal de mar - Tamari - Agua alcalina - Vinagre de cidra de manzana
- Polen de abeja - Jugos verdes - Agua mineral - Melaza
- Culturas pro bióticas - Jugos hechos en casa
- Calcio (pH 12) - Potasio (pH 14) - Sodio (pH 14)
- Magnesio (pH 9) - Cesio (pH 14)
- Bicarbonato de sodio - Lentejas - Jugos cítricos - Olivos - Rucula

Alimentos acidos

Alimentos Acidos
- Harina blanca
- Arroz blanco, Sal blanca, Azúcar blanca
- Cereales con azucares y sabores artificiales
- Pasta blanca refinada
- Farmacos recetados o sin receta
- Cerveza (pH 2.5) - Licor fuerte - Vino - Cigarrillos
- Carnes (toda clase)
- Tocino - Cordero - Conejo - Pavo - Pollo
- Langosta - Almejas - Mejillón - Ostras - Camarón
- Salmon - Sardinas - Salchicha - Escalope - Atun - Bacalao
- Carnes procesadas - Huevos - Queso de leche de vaca
- Comidas de microondas - Vinagre - Levadura
- Leche pasteurizada y homogenizada
- Cafe (pH 4.0) - Bebidas con cafeina - Sodas (pH 2.0)
- Mani - Nuez lisa - Nueces - Tahini
- Chocolate de leche
- Mermelada - Miel
- Mostaza - Ketchup - Mayonesa - Mantequilla
- Platanos verdes
- Arandanos - Cranberries
- Grosella - Frutas en lata o azucaradas
- Maiz - Saltinas - Maicena - Macarrones
- Germen de trigo -Ceteno - Pasteles de arroz - Quinua

Cáncer (Sumario)

- Elimine o reduzca el consumo de azúcar. El azúcar alimenta las células cancerígenas, eso es un hecho científico.
- Beba mucha agua y limonada hecha con limones amarillos y coma toronja. Estas elevan el nivel de pH y por consiguiente alcaliniza la sangre.
- Elimine o reduzca el consumo de carnes rojas y otras carnes con alto nivel de grasa saturada.
- No coma carnes procesadas (peperoni, salchicha, salami, tocino, jamón). Estos contienen nitratos y nitritos de sodio que se han demostrado que aumenta el riesgo de cáncer de páncreas en un 67% y duplican el riesgo de cáncer colorectal. Esto de acuerdo a un estudio hecho por la universidad de Hawaii en el 2005.
- Los niños tienen un riesgo de 300% de desarrollar tumores cerebrales cuando consumen perros calientes con nitratos y nitritos de sodio.
- Asar a la parrilla introduce un carcinógeno potente llamado Amino Heterocíclico que daña el ADN. Como una alternativa más saludable, le recomiendo que pre-cocine la carne antes de asarla y utilice especias o hierbas naturales como orégano, romero, etc.
- Acrilamidas son substancias químicas cancerígenas que son creadas cuando los carbohidratos son cocinados a alta temperatura. Se encuentran en papas a la francesa, pan, crackers, cereales, patatas fritas y otros.
- Elimine el consumo de jarabe de maíz alto en fructosa.
- No consuma nada con grasas Trans o aceite hidrogenado.
- Reduzca el estrés.
- No utilice mucho cosmético (makeup) o cambie a productos naturales. La FDA no controla los cosméticos y existen ingredientes en estos que son prohibidos en los alimentos. Recuerde que los poros absorben todo al torrente sanguíneo.
- Incremente el consumo de fibra, frutas y vegetales.

- Elimine la leche de vaca ya que es altamente acida. Beba leche de arroz o de almendra.
- Beba batidos (o smoothies) hechos por usted con productos orgánicos y 100% naturales.
- Tome vitamina C, D3 y K
- Vitamina C en altas cantidades se ha comprobado que ataca células cancerígenas. El doctor Linus Polin recomendaba dosis de 30.000 mg al día.
- Consuma alimentos alcalinos y reduzca los ácidos.
- Elimine el consumo de azucares, colores y sabores artificiales.
- Evite la harina bromada en forma de bromato de potasio. Esto se utiliza en la harina para que el pan se vea más grande y se eleve más rápidamente. También disminuye el tiempo de cocción. Este ingrediente es un cancerígeno prohibido en Europa, Canadá e incluso en China. La ley estadounidense no requiere que sea catalogado como un ingrediente separado, gracias a los políticos corruptos del congreso.
- Desintoxique el hígado y el colon.
- Coma brócoli, coliflor, repollo, Bok Choy, col, espinaca, lechuga romana y otras verduras verdes.
- Coma legumbres como lentejas, alverjas y soya orgánica.
- Coma linaza, ajo, cebolla, uvas, tomates, té verde, arándanos, fresas, moras.
- Beba jugo de guanábana hecho en agua, no en leche de vaca.

- Tome una mezcla verde de súper alimentos. Si usted es nuevo en esto simplemente mezcle el polvo con 70% de agua y 30% de jugo de naranja o jugo de manzana. Esto eleva el nivel de pH. Beba una taza o dos cada día.

- Beba 12-16 onzas de agua con limón (sin azúcar) apenas se levante todos los días.

- No beba ninguna clase de sodas, ni siquiera las de dieta porque esas son peores para la salud.

- Practique técnicas de yoga, Tai Chi, Qi Qong y otras que ayudan a reducir estrés. El estrés causa enfermedades crónicas y hasta lo puede matar.

- Evite leer o mirar noticias malas, ya que estas causan estrés emocional.

- Ríase. Trate de ver películas cómicas que lo hagan reír y reír. Se han hecho varios estudios sobre los beneficios de la risa y la reducción de tumores cancerígenos.

- Trate de tener una mente clara con pensamientos positivos. El libro "El Secreto" habla sobre esto.

- Cáncer es la causa # 2 de muertes en EEUU (Aprox. 563,000 al año). Uno de cada tres americanos muere de cáncer cada año.

- Cáncer de próstata, de mama, de pulmón y de colon son los más significativos.

- La Sociedad Americana de Cáncer fue fundada en 1913. Sin embargo, los índices de cáncer cada año son más elevados. ¿Qué hace esta sociedad? Nada, en mi opinión.

- Las células de cáncer se triplican con azúcar ya que éstas se convierten en ácido después de su metabolismo. El azúcar alimenta el cáncer.

- La mayoría de las personas que sufren de cáncer tienen un PH < 6.0

- En 14 meses morirán más americanos de cáncer que en todas las guerras combinadas. ¿Increíble verdad?
- La fundación global de investigación de cáncer completó un estudio de 7.000 estudios clínicos que comparan ciertos alimentos con enfermedades. Ellos concluyeron que todas las carnes procesadas son nocivas para la salud y las personas que desean evadir el cáncer, tienen que evitar consumir estas carnes.

Opinión: *El cáncer se puede prevenir y hasta curar si se toman medidas extremas de alimentación y desintoxicación a base de plantas, hierbas y ciertas frutas y vegetales.*

Alzheimer

Esta enfermedad es la forma más común de demencia en los ancianos y representa del 60% a 80% de todos los casos. La demencia es básicamente una pérdida de la función cerebral que normalmente se desarrolla en una edad avanzada. Es un término general para las condiciones neurológicas que implican algún tipo de discapacidad mental grave, como pérdida de la memoria, confusión o cambios de personalidad. Esta enfermedad no estaba en las 10 principales causas de muerte en los Estados Unidos en los 90's. Hoy en día es el causante de muerte número 6 en los Estados Unidos y otras naciones industrializadas. Esta enfermedad acaba con la vida de aproximadamente 85.000 estadounidenses cada año, según las estadísticas de mortalidad publicadas por la CDC en el año 2013. Se cree que esta enfermedad se puede cuadruplicar en los próximos 50 años. Cuando esto ocurra, se cree que 1 de cada 45 estadounidenses serán afligidos con esta enfermedad. Algunos expertos creen que esta enfermedad puede ser una forma de diabetes tipo 3, debido a su conexión con la resistencia a la insulina y su correspondiente inflamación cerebral. Esto fue publicado en el Diario de la Enfermedad de Alzheimer. Esta resistencia a la insulina impide que algunos lípidos o grasas se metabolicen adecuadamente y con el tiempo esto causa estrés e inflamación que a su vez generan los síntomas comúnmente conocidos como demencia. Así que, si el Alzheimer es similar a la diabetes, no debería sorprendernos que estas enfermedades se volvieran más frecuentes o significativas en la década de los 90, porque el azúcar en forma de jarabe de maíz alto en fructosa fue introducido en la producción masiva de alimentos procesados en la década de los 80. Como mencioné antes, este azúcar es un producto artificial del maíz que se ha vinculado a muchas enfermedades.

Las posibilidades de desarrollar la enfermedad de Alzheimer se duplica cada cinco años a partir de los 65 años. Si usted no realiza cambios en su dieta, duerme mejor y empieza a ejercitar su mente con juegos didácticos y actividades que ocupe su cerebro y lo mantenga alerta, su mente podría empeorar lentamente y poco a poco la perdería cada que pasan los años. No se conforme con esto, su vida vale la pena vivirla al máximo. Se lo debe a su familia, sus nietos y a usted mismo.

Síntomas

Los primeros síntomas de esta enfermedad pueden ser leve confusión y un olvido ocasional. Sin embargo, a través del tiempo, los síntomas avanzan a pérdida de la memoria constante y sobre todo eventos recientes. Ahora, recuerde que cada persona es diferente y los síntomas y la velocidad a la que ocurren varía de persona a persona. Esto depende mucho de la alimentación de cada persona y el estilo de vida que lleve. Si usted o su conyugue tienen la enfermedad de Alzheimer, usted puede notar que está teniendo dificultad de recordar cosas y organizar sus pensamientos. El problema es que la mayoría de las personas dicen "Me estoy volviendo viejo y eso es normal" o "La vejez no viene sola y eso es normal a mi edad". La memoria es lo primero que usted puede notar, pero es muy posible que no se adviertan cambios en su estado de ánimo. Eso es algo que su cónyuge o sus seres queridos se darán cuenta y eventualmente van a ser afectados una vez que esta enfermedad progresa a niveles graves tales como el mal funcionamiento del cerebro, desorientación, confusión mental y eventualmente demencia. Ahora, todo el mundo tiene problemas de memoria leves ocasionales, como olvidar dónde puso las llaves o gafas o incluso olvidar el nombre de una persona que no ha visto por un tiempo. Lo que no es normal es la repetición de afirmaciones y preguntas una y otra vez durante una conversación normal. O de olvidar citas y conversaciones que tuvieron lugar sólo un día o dos atrás o incluso olvidar los nombres de los miembros de su familia. Otros síntomas están relacionados con la incapacidad para hablar y escribir con claridad. Pensamientos normales y el razonamiento también se ven afectados, así como tomar decisiones simples y cotidianas. Hacer tareas habituales como cocinar un alimento simple o incluso bañarse, son más extremas, pero cada vez están sucediendo a una edad más temprana. Esto es muy alarmante, pero nadie en el establecimiento médico parece estar conectando los puntos y levantando una bandera roja.

Para que quede claro, yo no estoy hablando de los médicos; Estoy hablando del sistema médico, que, en mi opinión, está fuertemente influenciado y manipulado por la industria farmacéutica, que sólo se preocupa por tapar el problema a base de tratamientos con medicinas que son completamente inútiles y tienen más riesgos que beneficios. ¿Porque no se concentran en la causa de la enfermedad y crean medicinas que realmente la curen? En mi opinión, esto nunca sucederá porque el dinero está en el tratamiento de las enfermedades y no en la cura de estas. Las enfermedades son simplemente un negocio que las farmacéuticas saben explotar muy bien. Hay pocos medicamentos aprobados por la FDA para los pacientes de Alzheimer, pero según estudios independientes y pruebas con placebo, no hacen nada para mitigar esta enfermedad mortal, pero sí hacen un gran daño al hígado y otros órganos debido a los efectos secundarios de estos fármacos. Según los expertos, si nada cambia en el suministro de alimentos y la vida continúa como está hoy, en los próximos 10-15 años habrá una crisis de salud de gran magnitud y las personas en los 40 necesitarán la atención médica y medicamentos que las personas en los 70 y 80 están tomando hoy. El doctor Russell Blaylock dijo algo similar hace unos años. Esto no es tan difícil de saberlo y no se necesita un científico para confirmarlo. Cuando se cambia los alimentos frescos, naturales y orgánicos con alimentos envasados y altamente procesados, el sentido común debe decirle que nada bueno sale de ese cambio. Algunas personas me dicen que soy extremo porque no dejo que mis hijos coman en McDonald's o Burger King o que beban jugos embotellados; bueno yo creo que dejar a sus hijos comer y beber estos llamados "alimentos" es mucho más extremo, sobre todo una vez que entienda el daño que estos "alimentos" puede causar cuando se consumen a largo plazo. Ahora, si quieres disfrutar de una comida rápida y una soda, una o dos veces al año, eso no te va a matar. Pero si usted permite que sus hijos beban sodas cada dos o tres días, es mejor empezar a ahorrar para sus futuros gastos médicos relacionados con la obesidad, la diabetes, el Alzheimer y otras enfermedades degenerativas. Con esta advertencia es mejor evitar que lamentar.

Prevención

La prevención debe ser su prioridad número uno para esta y otras enfermedades degenerativas. Hay varias cosas que usted puede hacer para prevenir esta enfermedad y se mantenga alejado de los fármacos que se ofrecen actualmente. Una de las más importantes es el ejercicio regular. Esto le ayudará a despejar su mente, mover todas las células de su cuerpo y mantener un corazón sano, el cual es su principal motor. Cuando usted camina o trota con regularidad, todas las células del cuerpo se activan y vitaminas y minerales de los alimentos se distribuyen adecuadamente y se transportan por todo el cuerpo con la ayuda del rio de la vida (la sangre). Mantenerse activo es lo más importante que usted debe hacer para mantener su mente alerta y fresca. Cuando camine, trate de caminar rápido y mueva las manos hacia arriba y abajo como un soldado de marcha. Esto ayudará al sistema linfático a mover toxinas y desechos de la sangre por los canales de eliminación del cuerpo.

Tomar vitamina D3 se ha demostrado para reducir el riesgo de muchas enfermedades crónicas, como enfermedades del corazón, cáncer, diabetes, derrames cerebrales y el Alzheimer. Un estudio realizado por el Hospital Universitario de Angers en Francia demostró la importancia de la vitamina D para la salud cognitiva de las mujeres a medida que envejecen. Ellos proporcionaron evidencia que la vitamina D está asociada con un menor riesgo de desarrollar la enfermedad de Alzheimer. Como mencioné antes, la mayoría de los estadounidenses son deficientes en vitamina D; No es de extrañar por qué Estados Unidos es el país con el más alto nivel de esta enfermedad.

El té verde y el vino tinto también pueden ayudar en la prevención de esta enfermedad. De acuerdo a un artículo en naturalnews.com, compuestos bio-activos encontrados en el té verde y el vino rojo pueden detener la progresión de la enfermedad de Alzheimer. En este artículo el editor Mike Adams explica que investigadores de la Universidad de Leeds, en el Reino Unido encontraron que los productos químicos naturales que se encuentran en el té verde y en el vino rojo ayudan a prevenir esta enfermedad mortal.

Estos productos químicos alteran la acumulación de placa de amiloides que bloquean la trasportación de transmisores eléctricos y químicos que permiten que el cerebro pueda almacenar información, mantener la función cognitiva y retener recuerdos. Proteínas amiloides en el cerebro forman coágulos tóxicos y pegajosos de diferentes formas. Estos grumos o masas de amiloides se adhieren a la superficie de las células nerviosas lo cual causa un mal funcionamiento de ellas y eventualmente mueren.

La obesidad también acelera el deterioro cognitivo y la descomposición de la memoria. Cuando usted tiene sobrepeso su glucosa en la sangre y la presión arterial sube causando una rápida disminución de las habilidades cognitivas como pensar correctamente. Un estudio en 6.400 participantes por el instituto francés de investigación INSERM confirmó esto cuando demostraron que un pequeño aumento en biomarcadores como la glucosa en la sangre y la presión arterial, aumentan dramáticamente el riesgo de demencia y Alzheimer. Como puede ver, el estar obeso o tener sobrepeso aumenta sus probabilidades de desarrollar diferentes tipos de enfermedades. Usted tiene que entender que tener un estomago que lo hace ver como si tuviera 7 meses de embarazo, no es saludable y debe realizar cambios a su estilo de vida antes de que sea demasiado tarde para revertir una enfermedad mortal. No se puede ignorar el hecho de que el espejo no le está mintiendo. El espejo no tiene un efecto de aumento. Así, que la próxima vez que usted se mire en el espejo, obsérvese muy bien y decida si usted quiere vivir con esas libras de más por el resto de su vida y sufrir de las enfermedades mencionadas en este libro. ¿Es eso lo que usted quiere para usted y su familia? O le gustaría cambiar su destino y vivir para celebrar sus 100 años de edad sin medicamentos para que pueda disfrutar de sus nietos y bisnietos. Entre más viejo se pone, más difícil será eliminar esas libras de más y más propenso estará a las enfermedades mencionadas en este libro. Haga un esfuerzo para bajar de peso ahora; te lo debes a ti mismo y a tus seres queridos.

Alzheimer (Sumario)

- Es la causa # 6 de muertes en EEUU (Aprox.85.000 al año).
- Más de la mitad de los cuartos en casas de ancianos están ocupados por pacientes con Alzheimer.
- Entre los años 2000 y 2006 el número de muertes por Alzheimer incrementó en un 47% (Centro de Control de Enfermedades).
- ¿Sabía usted que la vacuna contra el flu contiene mercurio, el cual es un neurotóxico que puede causar Alzheimer? La mayoría de los ancianos se hacen aplicar esta vacuna todos los años. Sera que hay alguna conexión? Yo creo que sí.
- Los síntomas de toxicidad del mercurio son muy similares a los de esta enfermedad. Lea el documento que le hacen firmar antes de inyectarlo con ese veneno. El mercurio está escondido bajo el nombre de Thimerosal.
- Aproximadamente 5.3 Millones de Americanos tienen Alzheimer. Se pronostica que este número se triplicará en 40 años.

Opinión: El Alzheimer se puede prevenir y en ciertos casos se puede revertir si se toman medidas extremas de desintoxicación de mercurio y aluminio.

Como Prevenir el Alzheimer's

- Evite o reduzca el consumo de Glutamato Monosodico o MSG
- Evite o reduzca el consumo de Aspartame y otros azucares artificiales
- Cocine en hoyas de acero inoxidable
- No cocine en ollas de aluminio como las ollas de presión
- Cambie sus calzas dentales de metal por amalgamas blancas. Valla donde un profesional que sepa cómo hacerlo de una manera segura para evitar una intoxicación.
- No coma pescado con alto contenido de mercurio. Vea la tabla de referencia en el apéndice con una lista del contenido de mercurio en diferentes peces.
- Evite vivir cerca de fábricas que contaminan el medio ambiente
- No se haga inyectar la vacuna contra la gripe o el Flu - contiene mercurio, aluminio y otros ingredientes
- Si tiene más de 65 años de edad, ejercite la mente y el cerebro con juegos didácticos como el Sudoku, crucigramas y otros.
- Desintoxique el mercurio y aluminio de su cuerpo
- Tome vitamina C en cantidades grandes (20.000 mg al día). Tome Ester-C. Lea el capítulo de la vitamina C para más detalles.
- Manténgase alejado de los pesticidas y otros químicos caseros.

Obesidad

Esta enfermedad afecta millones de personas en EEUU y la mayoría de los países desarrollados. De acuerdo al Centro de Control de Enfermedades y el Diario de la Asociación Americana de Medicina, aproximadamente un tercio o 35% de los adultos y 17% de los niños en los EEUU son obesos. Las personas obesas son aquellas que tienen un índice de masa corporal (o BMI por sus siglas en Ingles) por encima del 30%. Si usted tiene un BMI entre 25% y 29%, usted tiene sobrepeso. La tabla de abajo muestra los diferentes porcentajes de BMI de acuerdo a su altura y peso. Busque su número de BMI en la parte de arriba para saber dónde está en este momento. Si usted está en el rango de la obesidad, usted tiene que empezar a efectuar cambios en su dieta y su estilo de vida de inmediato antes que sea demasiado tarde. Si usted no hace nada y continua en el mismo camino de la obesidad, le pido que por favor abra una cuenta bancaria hoy mismo para que empiece a ahorrar para los gastos médicos que van a ser necesarios en un futuro no muy lejano. Esto es un hecho, no una predicción. Se estima que el costo anual por causa de la obesidad en los Estados Unidos es de 148 mil millones de dólares.

BMI	19	20	21	22	23	24	25	26	27	28	29	30	31	32	33	34	35
Height							Weight in Pounds										
4'10"	91	96	100	105	110	115	119	124	129	134	138	143	148	153	158	162	167
4'11"	94	99	104	109	114	119	124	128	133	138	143	148	153	158	163	168	173
5'	97	102	107	112	118	123	128	133	138	143	148	153	158	163	168	174	179
5'1"	100	106	111	116	122	127	132	137	143	148	153	158	164	169	174	180	185
5'2"	104	109	115	120	126	131	136	142	147	153	158	164	169	175	180	186	191
5'3"	107	113	118	124	130	135	141	146	152	158	163	169	175	180	186	191	197
5'4"	110	116	122	128	134	140	145	151	157	163	169	174	180	186	192	197	204
5'5"	114	120	126	132	138	144	150	156	162	168	174	180	186	192	198	204	210
5'6"	118	124	130	136	142	148	155	161	167	173	179	186	192	198	204	210	216
5'7"	121	127	134	140	146	153	159	166	171	178	185	191	198	204	211	217	223
5'8"	125	131	138	144	151	158	164	171	177	184	190	197	203	210	216	223	230
5'9"	128	135	142	149	155	162	169	176	182	189	196	203	209	216	223	230	236
5'10"	132	139	146	153	160	167	174	181	188	195	202	209	216	222	229	236	243
5'11"	136	143	150	157	165	172	179	186	193	200	208	215	222	229	236	243	250
6'	140	147	154	162	169	177	184	191	199	206	213	221	228	235	242	250	258
6'1"	144	151	159	166	174	182	189	197	204	212	219	227	235	242	250	257	265
6'2"	148	155	163	171	179	186	194	202	210	218	225	233	241	249	256	264	272
6'3"	152	160	168	176	184	192	200	208	216	224	232	240	248	256	264	272	279
	Healthy Weight						Overweight					Obese					

BMI Table for adults

La obesidad afecta algunos grupos más que otros según el diario de la Asociación Americana de Medicina. La raza negra no latina, por ejemplo, tiene el índice de obesidad más alto (47.8%) seguido por los hispanos (42.5%), blancos no hispanos (32.6%) y asiáticos no hispanos (10.8%). La obesidad también es diferente en relación a la situación socioeconómica. Entre los hombres no hispanos negros y mexicano-americanos, aquellos con mayores ingresos tienen una mayor tendencia a la obesidad que aquellos con bajos ingresos. Sin embargo, lo contrario es cierto para las mujeres. Las mujeres de mayores ingresos tienen menos probabilidades de ser obesas que las mujeres de bajos ingresos. Nadie sabe por qué, pero las mujeres con títulos universitarios tienen menos probabilidades de ser obesas que aquellas con menos educación. Una razón podría ser que las mujeres más educadas tienen el lujo de alimentarse mejor y de tener membrecías en gimnasios. Las mujeres menos educadas tienen dos trabajos y en ciertos casos tres. Por esta razón estas mujeres tienen menos tiempo para cocinar comidas saludables y tienden a comer en restaurantes de comida rápida con más frecuencia que lo normal. Por consiguiente, este grupo de mujeres no les queda tiempo ni dinero para ir al gimnasio o practicar ningún tipo de ejercicio. Normalmente estas personas no tienen el dinero para hacer frente a los costos de atención de salud que van a tener que soportar durante su vejez. Esto también causa una carga pesada para la economía estadounidense en general ya que una gran cantidad de dinero que se gasta en atención de la salud está relacionada con la obesidad. De hecho, en los EE.UU. los costos anuales de hospitales para niños y adultos jóvenes relacionados con el sobrepeso y la obesidad se ha triplicado en las últimas dos décadas.

Ahora miremos por qué y cuándo comenzó el problema de la obesidad. De acuerdo con el Centro para el Control de Enfermedades o CDC, entre 1980 y 2000, las tasas de obesidad se duplicaron entre los adultos y los niños y se triplicaron entre los adolescentes. Esto está teniendo un enorme impacto en las estadísticas de salud de Estados Unidos. Tanto es así que no hace mucho tiempo, la diabetes tipo 2 afectaba sólo a los adultos. Ya no; de hecho, hay algunas comunidades donde casi la mitad de los pacientes pediátricos son diagnosticados con diabetes tipo 2. No hace mucho tiempo, esta tasa fue cercana a cero. Cerca de 60% de los niños considerados con sobrepeso, edades 5-10, ya tienen al menos un factor de riesgo para enfermedades del corazón. Como expliqué en la sección de la diabetes, esa enfermedad aumenta el riesgo de complicaciones graves en los adultos, como enfermedades renales, ceguera y amputaciones. Imagínese entonces qué tan temprano se producirán estas enfermedades en nuestros hijos. Esto es un problema de grandes magnitudes y se debe solucionar de inmediato; pero por alguna razón los medios de comunicación y el sistema médico se centran más en preocuparnos por el reciente brote de sarampión (que es prácticamente inofensivo en la mayoría de los casos), que publicar de una manera alarmante el hecho que cada año hay más niños gordos y enfermos. Deberían de estar tratando de encontrar la verdadera raíz del problema para que puedan trabajar en las medidas preventivas que finalmente solucionaran el problema de una vez por todas. El gobierno debería subsidiar alimentos saludables para la mayoría de las personas para que puedan comprar más frutas y verduras en lugar de comprar alimentos altamente procesados y comida chatarra que la mayoría de la gente está comiendo. Muchos de nosotros sabemos que la mala alimentación y la falta de ejercicio o actividad física ayuda que tengamos esos kilitos de más. A pesar de este hecho, la mayoría de las personas no comen la cantidad recomendada de 5-6 porciones de frutas y verduras cada día, y más del 50% de los adultos no hacen suficiente ejercicio para obtener los beneficios de salud que ofrece. Lo peor de todo esto es que un tercio de los niños entre las edades de 13-18 no realizan actividad física regular. Algunos expertos creen que esto se debe principalmente a la era de la electrónica que las naciones más industrializadas ya están acostumbradas. Es cierto que la mayoría de los niños hoy en día están enganchados a sus teléfonos inteligentes, tabletas y televisores. Otra de las razones que se suma al problema de la obesidad es la fuerte competencia entre los restaurantes de comida rápida y las compañías de alimentos en general. Esta competencia ha traído porciones más grandes en los restaurantes y tiendas de conveniencia como el 7-Eleven en el cual es fácil encontrar un refresco grande Gulp de 32 onzas o un Super Gulp de 44 oz e incluso un Super doble Gulp que viene en una tina de 64 oz. Lo peor es que este tipo de bebidas están sobre cargadas de azúcar, ácido fosfórico y el colorante caramelo que se ha comprobado que causa cáncer. Si usted bebe una de estas bebidas gigantescas y luego se hace una prueba de

glucosa, lo más probable es que sea diagnosticado con diabetes o pre-
diabetes.

En 1955, McDonalds introdujo refrescos en una taza de 7 onzas. Como
todos sabemos, hoy en día no es raro encontrar una taza de 32 oz en la
mayoría de los restaurantes de comida rápida. Este cambio aumentó la
cantidad de calorías a 300 y añadió más de 80 gramos de azúcar. Algunos de
los grupos defensores de la salud han bromeado con demandar a empresas
como Coca-Cola y PepsiCo por ser las principales responsables de la venta
de bebidas alteradas con glucosa y elevar el azúcar en la sangre. Deberían de
hacerlo porque una lata de 12 onzas tiene suficiente azúcar para elevar la
glucosa en la sangre y causar que el páncreas excrete más insulina de la
normal para equilibrar esa sobre carga de azúcar.

Según algunos expertos, la sustitución del azúcar con Jarabe de Maíz Alto
en Fructosa (JMAF o HFCS en Ingles), a mediados de la década de los 80,
podría ser la principal razón del número de casos de obesidad, diabetes y
cáncer en las últimas 3 décadas. Como expliqué antes, el HFCS es una
forma de azúcar hecha de maíz transgénico que afecta a muchos órganos
del cuerpo, incluyendo el hígado y el páncreas. Yo soy una persona muy
analítica que sabe que las verdaderas estadísticas no mienten y de acuerdo
con las últimas estadísticas, los casos de diabetes, la obesidad y el cáncer
comenzaron a crecer a mediados y finales de los 80. Esto se correlaciona
con la introducción masiva de HFCS y otros "alimentos" altamente
procesados. Es también el momento en que se introdujeron porciones más
grandes. Así que, en mi opinión, no es necesario ser un genio para conectar
los puntos y llegar a la conclusión de que los mencionados "alimentos"
procesados y las bebidas azucaradas son los principales culpables de las
tasas de obesidad. Si nada cambia, la población estadounidense va a tener
una tasa de obesidad del 50% en los próximos 10-15 años y sus ciudadanos
van a tener una semejanza a los personajes de la película animada, WALL-
E, donde la mayoría de las personas son tan obesos que tienen que utilizar
sillas de ruedas eléctricas equipadas con una tableta electrónica que les
ayuda a ver la televisión, jugar y ordenar todo lo que quieren sin tener que
levantarse. Ellos literalmente tienen que rodar de su cómoda silla y
arrastrarse si tienen que hacer algo fuera de su silla como ir al baño, por
ejemplo. ¿Pero, acaso no es eso lo que está pasando en estos momentos?
Claro que sí, de hecho, si usted vive o ha visitado los EEUU no es muy

difícil ver este tipo de personas en los supermercados y centros comerciales donde tienen sillas eléctricas para los pacientes obesos o enfermos que no pueden casi moverse. Siento lástima por ellos porque realmente no tienen ni idea de lo que los hizo tan obesos. Las compañías de alimentos y el gobierno los culpa a ellos mismos diciéndoles que la razón por la que son obesos es porque no hacen casi ejercicio (lo cual es cierto) y que están comiendo demasiado (lo cual también es cierto); pero lo que no les dicen es que los alimentos que comen están altamente procesados, cargados con azúcares artificiales, colorantes y saborizantes para que estos tengan un sabor delicioso. Estos alimentos también están llenos de ingredientes adictivos que incitan a comer más y más. Estas personas no saben que estos "alimentos" son probablemente la principal razón de que estén ganando peso. Lo único que saben es que los alimentos procesados y de los restaurantes de comida rápida (comida chatarra) son muy asequibles y económicos y es por eso que la mayoría de las personas escogen estos alimentos. Las grandes corporaciones de alimentos y las compañías farmacéuticas tienen un equipo excelente de mercadeo que hacen un gran trabajo de publicidad y promoción de sus productos con etiquetas muy bonitas y empaques con colores vivos y llamativos. Pero, ¿sabía usted que muchos de los productos que se ven en los estantes y secciones congeladas se han alterado mediante la adición de colorantes artificiales? Por ejemplo, la próxima vez que vaya al supermercado, revise la etiqueta de un salmón criado en tanques de cultivo. Este tipo de salmón tiene un color muy llamativo y brillante. Esto también se puede apreciar en las carnes rojas. No se sorprenda cuando se dé cuenta que la etiqueta dice algo como "color añadido" o "color alterado" a base de alimento. La carne de salmón salvaje es de color rosa, pero la carne de salmón de cultivo es gris. Por esta razón las compañías tienen que añadir color para que se vea tan aperitivo como el salmón salvaje. Las compañías de alimentos hacen esto porque saben que si muestran los pescados y las carnes de la misma manera que provienen de los animales, nadie los va a comprar. Es por esto que hay que educarse sobre el mercadeo engañoso de las corporaciones y aprender a leer las etiquetas para no dejarse engañar con los empaques bonitos y sus especificaciones falsas. La parte del frente de las etiquetas es para propósito de mercadeo, mientras que la parte de atrás denotan la otra cara del producto, como los ingredientes, el valor nutricional y otros. Si usted de verdad ama a sus hijos y quiere lo mejor para ellos, entonces edúquese al respecto ya que la alimentación saludable de ellos depende de usted y al final es usted el responsable de su bienestar.

Un buen ejemplo de leer las etiquetas se puede encontrar en la mayoría de las bebidas de fórmula infantil no orgánicas. Si nos fijamos en la parte posterior de la etiqueta, verá la lista de ingredientes (que nadie lee). En este listado se sorprenderá al descubrir que la mayoría de estas bebidas para bebés tienen más de 50% de contenido de azúcar en forma de sólidos de maíz, sucarosa y otros nombres de azúcar. Algunos de ellos tienen azúcares artificiales que son peores debido al efecto neurotóxico que ya expliqué en capítulos anteriores. Cuando se trata de cuidar a su bebe, hay que tener especial cuidado con los alimentos que se les suministra debido a que su sistema digestivo, el hígado y otros órganos todavía están en la primera etapa de desarrollo. Si usted los alimenta con productos procesados y bebidas azucaradas, tarde o temprano caerán bajo las estadísticas de sobrepeso y obesidad y eventualmente, van a desarrollar las enfermedades mencionadas. Yo sé que es difícil cambiar los alimentos azucarados y procesados por la facilidad y rapidez que estas proveen para consumirlos o prepararlos, pero usted es el responsable de la salud de sus hijos.

Bueno pero entonces ¿cómo le hacemos un reverso a la obesidad? La respuesta es realmente muy simple a no ser que tenga una condición médica que debe ser tratada por un médico. Un consejo que quiero dar es no participar en cualquier dieta que promete ayudar a perder 10 o 20 libras en una o dos semanas. En mi opinión, las ofertas de esas dietas son falsas y no valen el papel en que están impresas. Actualmente en los Estados Unidos, un tercio de todas las mujeres y una cuarta parte de todos los hombres están haciendo algún tipo de dieta. Pero esto no es nuevo, los hombres y las mujeres han estado a dieta durante décadas sin ningún éxito. La gente pone mucha esperanza en estos programas para adelgazar, pero desafortunadamente, de acuerdo a las estadísticas, la mayoría de las personas que empiezan una dieta y pierden peso, terminan ganando más peso que cuando comenzaron la dieta. Por esta razón no creo en ninguna dieta de estas, incluso si garantizan resultados que son demasiado buenos para ser verdad.

La mejor manera de perder peso y mantenerse en forma es comer porciones más pequeñas varias veces al día. Mi recomendación es la siguiente:

(1) beber 12-16 onzas de agua al levantarse.

(2) Comer un desayuno nutritivo grande y con una gran cantidad de proteína y bajo en calorías.

(3) Beba otras 12-16 onzas de agua no fría.

(4) Alrededor de las 10 de la mañana coma merienda que incluya frutas o almendras (o cualquiera de la familia de las nueces). Beba agua de nuevo, 12-16 onzas.

(5) El almuerzo debe ser algo proporcional a su tamaño corporal, pero no comer más que un plato mediano. Si usted va a un restaurante estilo buffet, asegúrese de que sólo llene el plato una vez, y por favor no frecuente este tipo de restaurantes porque la costumbre de nosotros los humanos es de comer y comer hasta que ya no podemos más. Beba agua de nuevo

(6) Coma otro snack o merienda alrededor de las 4pm y beba un poco más de agua.

(7) Coma una cena ligera con verduras y frutas o un batido/ jugo de frutas y vegetales. Beba 8 onzas de agua antes de acostarse.

No se olvide de beber agua en cada comida y merienda y nunca coma 3 horas antes de acostarse. Si le da hambre, cómase una manzana o una naranja. El peor error que usted puede hacer es comer una porción grande en la cena y un desayuno pequeño sin proteína. Esto dará lugar a una respuesta similar a la hibernación, porque el cuerpo recuerda que el desayuno va a ser pequeño y sin proteína y por consiguiente almacena automáticamente la mayoría de su cena en forma de grasa mientras duerme. Es por esto que comer un desayuno pequeño es algo que tiene que evitar si quiere perder peso. Otra cosa que usted debe hacer es estar activo. Sentado en el sofá durante o después de la cena no le va a ayudar a perder peso o sea que levántese y muévase.

Para comenzar a hacer ejercicio puede empezar a caminar y poco a poco aumente su ritmo hasta que empiece a trotar suave. Después de un tiempo, estará corriendo y disfrutando cada salida a correr. La clave está en sudar cuando se hace ejercicio. Recuerde una cosa - cada caloría que usted come tiene que ser quemada, y punto. Si usted consume 3.000 calorías por día, y solo quema 1.500 calorías, usted nunca perderá peso. Créame, 3.000 calorías son muy fáciles de ingerir, pero son muy difíciles de quemar. Entre más células de grasa tenga, más difícil será quemar calorías y más lento será su metabolismo. Usted necesita tomar un buen vistazo a su consumo de calorías diarias y tiene que hacer todo lo posible para reducirlas. Ahora quiero que sepa una cosa, no todas las calorías son iguales. Por ejemplo, 90 calorías de una manzana mediana, no es lo mismo que 90 calorías de una pequeña porción de una barra de chocolate relleno. Si quiere evitar el conteo diario de calorías, simplemente ingiera alimentos súper altos en densidad nutricional y bajos en azúcar y carbohidrato refinado.

En las próximas páginas encontrará un resumen de estos y otros consejos que le ayudarán a perder peso y evitar la mayor parte de las enfermedades degenerativas que son causadas por el sobrepeso. No se deje desanimar si no está perdiendo peso tan rápido como le gustaría. Recuerde, no es posible perder peso si usted continúa comiendo de la misma forma que lo ha hecho por los últimos años y sin participar en alguna actividad física. Las dietas no funcionan a largo plazo. En las próximas páginas encontrará rutinas de ejercicio que han sido especialmente diseñadas por mi buen amigo y excelente entrenador personal, Fabian Valencia. Estos programas de ejercicios están diseñados para aquellos que quieren perder peso en casa o en el gimnasio. Como siempre, consulte con su médico para asegurarse de que estos ejercicios son adecuados para usted.

Obesidad (Sumario)

- 60 Millones de Americanos adultos son obesos.
- 9 Millones de niños de 6-17 años de edad tienen sobre peso.
- 8 de cada 10 americanos mayores de 25 años tienen sobre peso
- 80% de los casos de diabetes están relacionados con la obesidad.
- 70% de las enfermedades cardiovasculares están relacionados con la obesidad.
- 42% de las personas con cáncer de seno y colon son obesos.
- 33% de los niños de la raza negra e hispana son obesos
- Estudios indican que 1 de cada 4 niños con sobre peso ya tienen señas de diabetes tipo 2.
- De los niños diagnosticados con diabetes tipo 2, el 85% son obesos. No crea que a sus hijos no le puede pasar porque ya está pasando en casi todos los hogares latinos de este país.

Como bajar peso*

*Esta reclamación no ha sido evaluada por la FDA

- Beba 12-16 onzas de agua en ayunas todos los días sin falta. (agregue un poco de limón para elevar el pH. Nada de azúcar).
- El desayuno debe de ser grande y con proteína.
- Hágase una limpieza de colon y de hígado.
- No coma 3 horas antes de acostarse.
- Mida la cantidad de calorías que come en el día y compárelas con la cantidad que quema. Se sorprenderá
- Coma porciones pequeñas 5-6 veces al día.
- Coma ensaladas verdes todos los días.
- Beba 8-10 vasos de agua bien filtrada todos los días.
- No beba sodas regulares ni dietéticas.
- No coma nunca en restaurantes de comida rápida.
- Elimine el Jarabe de Maíz Alto en Fructosa (HFCS).
- Evite los azucares artificiales. Lea las etiquetas.
- Camine vigorosamente 45 minutos todos los días.
- Evite o elimine la harina blanca.
- Beba al menos un vaso de té verde al día.
- Tome enzimas digestivas.
- Tome pro-bióticos diariamente.
- Ayune 1 o 2 veces al mes (solo tome líquidos como agua y sopas claras, no jugos de botella ni sodas).
- Coma despacio, mastique entre 25 y 30 veces cada bocado. Muy importante.
- Respire profundo por un minuto dos veces al día.
- Coma alimentos altos en fibra. Linaza, Sábila, Semillas Chia
- No coma nada freído.
- Diga no a las comidas procesadas empacadas.
- No haga dietas de ninguna clase.
- Hágase miembro de un gimnasio y úselo.
- Haga una dieta líquida por 10 días a base de extractos de jugo, agua y smoothies sin leche (puede usar yogurt griego).

Como perder peso
Una opinión profesional de Fabián Valencia, Sobreviviente de leucemia aguda

A través de los años he dedicado parte de mi carrera profesional desarrollando ejercicios y planes de alimentos para ayudar a las personas a perder peso. Mis clientes me preguntan a menudo que los guie y ayude a desarrollar un plan de ejercicios que sea fácil y rápido, para lograr resultados en un corto período de tiempo. La mayoría de las personas no se dan cuenta de lo difícil que esto puede ser, debido a que cada persona es diferente y un plan de ejercicios que está diseñado para una persona puede no funcionar para otra. Esto es difícil para la gente entender, porque quieren perder peso muy rápidamente y sin demasiado esfuerzo y eso puede ser peligroso en ciertos casos. El cuerpo humano fue diseñado para moverse y estar activo, no para comer grandes cantidades de comida y luego sentarse y esperar a que el cuerpo digiera toda esa comida. Lamento decirle que la pérdida de peso rápida no funciona a largo plazo. De acuerdo a las estadísticas, la mayoría de las personas que han hecho dieta y pierden peso de una manera rápida, vuelven a ganar todo el peso que perdieron y un poco más en cuestión de unos pocos meses. Esto causa problemas emocionales y deprimentes. ¿Sabía usted que el aumento de peso causa depresión? En este capítulo del libro quiero ofrecerle las herramientas necesarias para bajar de peso de una manera más gradual, sostenible y saludable. Yo le proporcionaré unos planes de ejercicio que se ajustan a los estilos de vida de cada persona. Mi pasión es ayudar a otros a mejorar su salud y bienestar. Como siempre, consulte a su médico antes de comenzar un programa de ejercicios. Si experimenta algún dolor o molestia con estos ejercicios, pare y consulte a su médico general.

Un poco acerca de mí

Tengo 38 años de edad, nací en Chicago y crecí en el sur de la Florida. Me gradué en la Universidad de la Florida con una licenciatura en Ciencias de Ejercicio con un enfoque en Salud y Bienestar. Siempre he tenido una apreciación para el ejercicio y los beneficios que vienen junto con el mantenimiento de un estilo de vida saludable y activo. En la universidad, esta apreciación se convirtió en verdadera pasión y esto se tradujo a un fuerte deseo de motivar a la gente a tomar mejores decisiones sobre su salud y para animarles a levantarse y moverse. He aprendido a través de muchos años de cómo perfeccionar los ejercicios para ayudar a las personas a moverse, comer bien, y tener pensamientos positivos para sentirse mejor.

Unos cuantos años más tarde me empecé a sentir muy mal y fatigado, con dolores de cabeza masivos y falta de ánimo. Me diagnosticaron con leucemia aguda (ALL) y el tratamiento comenzó en las fiestas navideñas. Imagínese el impacto que esto causó a toda mi familia. Sufrí recaídas, me hicieron un trasplante de médula ósea, me dio una enfermedad llamada Injerto contra Anfitrión (Graft versus Host desease), y muchas otras complicaciones a causa de mi tratamiento. La ironía de todo fue que yo era mejor en explicarles a mis clientes qué hacer para sentirse bien y vivir saludable que en seguir mis propios consejos. Mi nutrición necesitaba una gran cantidad de arreglos y mejoras. Así que empecé a leer más y más acerca de cómo los alimentos que comemos no son solamente combustibles sino también que tienen un enorme impacto para la salud óptima a largo plazo. Actualmente sigo muchas de las recomendaciones proporcionadas por el Señor Aramburo en este libro. Fui muy firme con mi deseo de seguir haciendo ejercicio mientras me estaban tratando en el hospital; tanto que yo era el único paciente en el hospital, que estaba haciendo flexiones en la habitación, sentadillas y caminando por todo el piso y usando las escaleras. El apoyo sólido e incondicional de mi maravillosa esposa, familia y amigos y el cambio y mejoría de mi nutrición me han dado otra oportunidad de vivir en este mundo.

En las siguientes páginas, he preparado unas cuantas rutinas diarias que le ayudarán a pararse del sofá y recobrar la salud que se merece. Espero que siga estas recomendaciones y me ayude a transmitir este mensaje de ejercicio y salud con sus amigos y familiares para que también puedan disfrutar de una vida con propósito, con buena salud y vitalidad.

Sección 1

Empecemos a movernos

Es bien reconocido que el ejercicio es bueno para su salud mental y física. Para aquellas personas que son muy sedentarias, es muy fácil de añadir un poco de ejercicio en su vida diaria. No es necesario hacer ejercicio en un gimnasio por horas y horas todos los días. Sólo un poco de actividad física puede sumar si lo hace con frecuencia y dedicación. Así que a levantarse y a moverse. Comience a caminar más de lo normal. Si tiene carro, trate de parquear su auto más lejos de lo normal. Trate de usar siempre las escaleras en vez lugar del ascensor. Pasee a su perro con más frecuencia y más tiempo todos los días. Asista a clases de yoga, Pilates o aeróbicos con una amiga o amigo. Pruebe una semana gratis en un gimnasio local (ellos siempre envían volantes). Asista a carreras o caminatas de beneficio de caridad. Planifique paseos al parque con su familia y amigos y haga alguna actividad. Si usted usa el autobús al trabajo, bájese una parada antes de la suya y camine el resto. Si usted tiene acceso a una piscina y se puede dar un chapuzón, hágalo. Juegue futbol (o cualquier deporte) con sus hijos. Si usted trabaja en una oficina, omita los mensajes de correo electrónico, levántese y hable directamente con la persona que necesita. Estas son sólo unas cuantas sugerencias para ayudarle a encontrar diferentes formas de añadir un poco de ejercicio y actividad en su vida. Si usted está listo para una rutina más controlada, échele un vistazo a la siguiente sección.

Entrenamiento de densidad para perder peso

Desde que empecé en mi carrera de entrenador personal, he utilizado algún tipo de formación de densidad con mis clientes. Cuando digo formación de densidad me refiero a la posibilidad de hacer más trabajo dentro de un marco de tiempo asignado. Esto también se conoce como capacidad de entreno físico. Mis clientes me pagan por media hora o una hora de entreno y quieren resultados rápidos. Cuando se combina el entrenamiento de formación de densidad con una dieta saludable balanceada, los resultados que he obtenido son inmensos y mis clientes siempre notan una mejora en su condición física y una pérdida de peso sostenible. Hay dos formas sencillas para trabajar en este tipo de entrenamiento. Se puede tener un tiempo establecido y tratar de hacer más trabajo (llamémosle Método 1) o se puede decidir la cantidad de trabajo que se quiere lograr y tratar de hacerlo lo más rápido posible (Método 2). Por favor asegúrese de hacer ejercicios de calentamiento y estiramiento antes de entrar a lleno en el entrenamiento que explico en las siguientes páginas. El calentamiento que elija debe ser ligero y fácil de hacer y con movimientos suaves y sin dolor.

Método 1: Fije su propio tiempo

Como ejemplo, usted puede fijar 10 minutos en su cronometro y proceder a hacer los siguientes ejercicios:

Estocadas caminando:

Principiante: 5 pasos en cada pierna

Intermedio: 10 pasos en cada pierna

Avanzado: 15 pasos en cada pierna

Lagartijas:

Principiante: 5 regular o 10 en rodillas

Intermedio: 10 repeticiones

Avanzado: 20 repeticiones

Puntaje: Total de pasos y repeticiones

Empiece su cronometro y haga una serie de estocadas y luego una serie de lagartijas y repita esta serie por 10 minutos. Descanse cuando lo necesite y deje que el reloj continúe corriendo. Si eres nuevo en este tipo de entrenamiento o simplemente nuevo en hacer ejercicio, comience con pocas repeticiones (5 pasos cada pierna y 5 lagartijas, por ejemplo). Puede usar pesas para el ejercicio de estocadas. El peso para las estocadas debe ser ligero, algo que podría hacer cómodamente por un periodo de diez minutos. Si usted no tiene una membrecía de un gimnasio o prefiere no usar pesas, simplemente use su propio peso corporal para las estocadas. La puntuación le sirve como punto de referencia para luego tratar de superarlo y establecer metas más agresivas mientras siga progresando. Por ejemplo, si completa 30 pasos con las estocadas y 30 repeticiones con las lagartijas, su puntuación es de 60. La próxima vez que haga estos ejercicios, trate de competir con su propio puntaje y poco a poco seguirá progresando hasta el punto que se asombrara de su propio éxito. Pruebe este método varias veces antes de pasar al método 2 o aumente el tiempo en el método 1 de diez a veinte minutos.

Método 2: Fije la cantidad de trabajo

Estocadas caminando x 100 pasos

Lagartijas x 50 repeticiones

Tiempo para completar:

Para simplificar, utilizaremos los ejercicios mencionados en el método 1. En este método de densidad de entrenamiento, usted mismo designa la cantidad de trabajo que quiera completar y usted se fija su propio tiempo como meta. Si lo desea y tiene la capacidad física, usted puede sustituir los pasos de las estocadas por una carrera de un cuarto de milla. Descanse el tiempo que necesite para reposar un poco y continúe con estos ejercicios, pero siempre tratando de desafiarse cada vez que su cuerpo le dé capacidad para hacerlo. Sin desafíos ni metas, no hay un triunfo para tratar de alcanzar.

Rutina de 7 días

Lunes

Estocadas caminando: 20 pasos,

Ejercicios de tablón o planks: 15 repeticiones

Lagartijas: 10 repeticiones

10 minutos: El resultado es el total de repeticiones

Martes

Salga de la casa y camine de una manera rápida o corra a un paso suave. También puede variar la rutina corriendo un poco y caminando otro poco. Haga esto por 30-60 minutos.

Miércoles

Escalera descendiente: Empiece las repeticiones en 10 y luego baje a 9, luego 8 y así sucesivamente hasta llegar a una.
Haga Sentadillas sin pesas y Jumping Jacks o saltos de rana.

Jueves

Caminada rápida, una vuelta en la bicicleta o salga a la piscina

Viernes

Primer minuto: 20 segundos de escalador de montañas, descanso de 40 segundos.

Segundo minuto: 20 seg de salta cuerda, descanso - 40 seg

Tercer minuto: 20 seg de golpes de boxeo al aire, descanso - 40 seg

Cuarto minuto: 20 seg de levantamientos*, descanso – 40 seg

Repita de 3-4 veces

* Levantamientos no es un término común, es solo algo que quiero que haga. Esto quiere decir que se acueste (ya sea boca abajo o boca arriba) y luego se levanta por completo. Así de simple.

**Desafíese usted mismo(a) incrementando el tiempo que gasta en cada ejercicio. Por ejemplo, 20 segundos la primera semana y 25 la siguiente y así sucesivamente.

Sábado y Domingo

Salga de la casa con los niños para el parque. Juegue futbol con ellos, camine o lleve las bicicletas y tome un poco de sol. El sol es vida y muy necesario; disfrútelo en pleno.

Consejos para el éxito

• Hacer calentamiento con alguna actividad fácil. Esto depende de su nivel de actividad actual (caminar, hacer flexiones, sentadillas, saltar la cuerda, un poco de yoga o ejercicios de estiramiento). Usted no debe sentirse agotado después del calentamiento, pero debe de estar listo para entrenar.

• Adquiera un cronómetro, un reloj o una aplicación para su teléfono inteligente.

• Obtenga un diario o un cuaderno para catalogar sus entrenamientos; la consistencia es la clave. Esto le ayudará a medir su progreso, tomar notas sobre cómo se sintió el entrenamiento y cómo se sentía usted antes y después del entrenamiento (ejemplo: No dormía bien antes de iniciar y ahora sí.)

• Empiece despacio y con ejercicios sencillos que se sienta cómodo. Encuentre su zona de confort antes de empezar a empujar sus límites. Si es posible busque la ayuda de un entrenador profesional para asegurarse de que su técnica es apropiada para usted (no todo el mundo debe moverse exactamente de la misma manera debido a lesiones anteriores, peso, flexibilidad, etc.)

• Trate de crear variedad en su formación para forzar adaptación y disminuir un posible estancamiento mental. Esto se puede lograr mediante el aumento de pesas, cambiando los ejercicios, cambiando el orden de los ejercicios, haciendo los ejercicios más difíciles (flexiones de rodilla en plancha regular o de plancha inclinada), la adición de más tiempo al Método 1 o el cambio de la cantidad de trabajo a realizar en el método 2.

• Trate de cambiar el medio de entrenamiento. Haga una o dos sesiones de ejercicios en el parque o en la playa.

• Entrene con un amigo o miembro de la familia. Tener un compañero de entrenamiento le ayudará a mantenerse responsable y puede mejorar el rendimiento.

Vacunas

Este es un tema muy delicado y controvertido y muchos de los médicos que han cuestionado la efectividad y los beneficios de las vacunas han sido ridiculizados y despojados de su licencia médica. Qué lástima porque ellos en realidad están haciendo una buena obra para la comunidad. En las siguientes páginas le daré una breve introducción junto con la historia y las estadísticas sobre la mayoría de las vacunas. No pretendo ser un experto en este tema, pero yo le proporcionaré las pruebas científicas y datos de médicos, científicos y expertos en el campo de las vacunas. Mi objetivo en este capítulo es educarlo y proporcionarle las herramientas necesarias para llevarlo al siguiente nivel para que pueda aprender más de los expertos y tomar una decisión informada en el tema de las vacunas. Aquí encontrará los nombres de varios libros sobre vacunas, algunos de los cuales fueron escritos por médicos certificados que antes creían en la eficacia de las vacunas y en la actualidad están totalmente en contra de ellas. Tenga en cuenta que antes de tomar una decisión de cambiar su creencia actual sobre este tema, usted debe consultar a su médico primario o el pediatra de sus hijos. Pero no sólo escuche lo que ellos tienen que decirle; edúquese en este tema y tome la decisión más conveniente para la salud futura de sus hijos y usted mismo. Desafortunadamente los doctores saben poco sobre las vacunas porque los libros de universidad de la medicina actual solo se enfocan en mostrar el horario recomendado por el centro de control de enfermedades y unas cuantas contraindicaciones. De todos los libros y literatura médica disponible a los doctores, solo dos o tres libros tienen 3 a 4 páginas de este tema tan importante. Es decepcionante saber que a su pediatra realmente no le enseñaron casi nada sobre las vacunas. Los libros de medicina solo se enfocan en decir que son efectivas, que son seguras, que son necesarias para evitar enfermedades, etc. Yo estoy seguro que, si los pediatras estudiaran a fondo el tema de las vacunas y sus ingredientes, la mayoría de ellos tendrían una opinión muy diferente y estarían más en contra que a favor de ellas. Los doctores nunca entran en este tema y siempre evaden cualquier pregunta o dudas que una persona tenga acerca de ellas. Es más, muchas oficinas de pediatría están optando por no aceptar ningún paciente que no esté al día con su horario de vacunas. Si las vacunas las hicieran con pocos ingredientes, no tóxicos y sus efectos secundarios no fueran tan peligrosos, yo no me opondría tanto a ellas.

La mayoría de las personas nunca cuestiona nada relacionado con las vacunas porque hemos sido adoctrinados a creer que las vacunas son la mejor cura y prevención de múltiples enfermedades y condiciones. Eso es completamente falso y muy alejado de la verdad. Por favor, tome su tiempo y vea los siguientes documentales:

- Bought by Jeff Hays
- The Greater Good movie
- Vaccination: The hidden Truth

En un artículo de la página web www.mercola.com el doctor Mercola describe cómo las vacunas son una industria de $ 30 mil millones de dólares. Existen cuatro empresas que rigen el mundo de las vacunas; estas son: Pfizer, Merck, GlaxoSmithKline y Sanofi Pasteur. La mayoría de la gente asume que las vacunas son perfectamente seguras y no tienen ningún riesgo a la salud humana. Si esto es cierto, entonces el gobierno debe de estar 100% convencido de que las vacunas son seguras, ¿verdad? Lo siento, pero no es así.

En 1986, el gobierno de los Estados Unidos estableció el Programa de Compensación a Daños causados por las Vacunas o VICP por sus siglas en Ingles. Este programa fue establecido para mitigar demandas por lesiones causadas por los efectos secundarios de las vacunas en una corte especial federal llamada "tribunal de vacunas" para compensar a víctimas de estas. Durante muchos años, este tribunal ha llegado a un acuerdo con las familias de las víctimas en miles de casos relacionados con inflamaciones del cerebro y daños cerebrales permanentes, incluyendo síntomas de autismo y hasta la muerte. Esta corte especial ha pagado millones de dólares a muchos padres y familias para mantener este problema a tan bajo perfil como sea posible y lejos del conocimiento público. En los EEUU los canales de noticias nunca cubren informes relacionadas con daños causados por las vacunas. Afortunadamente para nosotros, existen unos cuantos grupos que trabajan arduamente para asegurarse de que estas lesiones no se queden en el silencio. Lo más importante que estos grupos hacen es educar al público para tomar decisiones informadas cuando se trata de la salud y el bienestar de nuestros hijos. Uno de estos grupos es el Centro Nacional de Información de Vacunas (National Vaccine Information Center, NVIC). Esta es una organización sin ánimo de lucro que aboga por la seguridad de las vacunas y por la protección de información sobre éstas en el sistema de salud pública. Su sitio web es www.NVIC.org Por favor ayude a esta organización para que siga funcionando en su buena causa de ayudar a las personas a tomar decisiones informadas.

La razón por la cual se estableció la VICP en 1986 se debe a que, en ese mismo año, el gobierno de Ronald Reagan firmó una ley llamada Ley Nacional de Lesiones Infantiles por Vacunas o National Childhood Vaccine Protection Injury Act. El nombre suena bien y pareciese que esta ley se hubiera firmado para proteger el bienestar de los niños de cualquier lesión causada por las vacunas. Lamentablemente no es así y esta ley protege realmente a los fabricantes de vacunas, clínicas, doctores y cualquier otro proveedor de vacunas de cualquier demanda o responsabilidad por lesiones y muertes causadas por estas. ¿Increíble verdad? ¿Cree usted que las farmacéuticas tienen suficientes incentivos para desarrollar vacunas seguras y efectivas? Yo no lo creo. Desde 1986 estas compañías tienen un boleto libre del gobierno y de las entidades de salud de hacer lo que quieran. Pensemos un poco y seamos realistas; si las farmacéuticas no son responsables de cualquier lesión o muerte a causa de las vacunas, ¿por qué preocuparse de que las vacunas sean 100% efectivas? O incluso 80% efectivas y seguras. En mi opinión, estos fabricantes de vacunas se preocupan más por el beneficio que las vacunas aportan a su bolsillo que la vida de nuestros hijos. Si las vacunas son tan seguras, ¿por qué el gobierno federal tiene que proteger a los fabricantes de toda clase de demanda causada por las vacunas? ¿Porque tiene que crear un programa de compensación especial para manejar las lesiones permanentes que estas causan? Por favor vea el documental "Bought" y vea la corrupción que existe en el gobierno y las grandes empresas farmacéuticas. Le va a molestar mucho y lo va a dejar muy triste de ver como nadie hace nada al respecto. Comparta la información a otros para que se eduquen al respecto.

Una gran mayoría de las reacciones a las vacunas no se notifican al sistema federal de información sobre las Vacunas (VAERS por sus siglas en Ingles) debido a que en algunos casos es difícil conectar las reacciones a una vacuna debido al período de tiempo en el que ocurren. Por ejemplo, si una reacción es reportada un periodo de horas de la vacuna y se reporta como dramática o peligro de muerte y el niño o niña es llevado (a) a la sala de emergencias, sólo entonces este tipo de casos puede ser un candidato para el tribunal especial de vacunas. El problema es que la mayoría de las reacciones no se producen pocas horas después de la vacuna, sino que pueden ocurrir al día siguiente o incluso una o dos semanas más tarde. Esos casos son vistos como una coincidencia y no relacionados con la vacuna. Por desgracia, la mayoría de los padres se creen esa mentira y lamentablemente sólo conectan los puntos cuando ya es demasiado tarde para revertir los efectos secundarios de estos fármacos peligrosos. El niño queda lesionado con una enfermedad crónica toda su vida y muchas ocasiones con discapacidad y daños cerebrales permanentes. La base de datos del Centro de Control de Enfermedades o VAERS, enumera más de 8.000 reacciones adversas a las vacunas, desde una pequeña inflamación de la zona de inyección hasta enfermedades graves como el autismo, convulsiones, coma y hasta la muerte. Se cree que el número de reacciones a las vacunas es mucho más alto, pero como ya he explicado anteriormente, la mayoría de los casos, se consideran como una coincidencia y nunca se informan a la CDC y por consiguiente nunca se catalogan en la base de datos.

La mayoría de los pediatras y otros proveedores de vacunas tienen buenas intenciones y realmente creen que las vacunas son perfectamente seguras; tal vez porque nunca pusieron en duda la eficacia de las vacunas o tal vez porque simplemente no tienen el tiempo para mantenerse al día con la ciencia real de las vacunas o el tiempo de entender la política de salud pública y las políticas de vacunación. Esto también es decepcionante porque la mayoría de los padres confían en los médicos para proteger y sanar a sus hijos; pero, como alguien dijo una vez "Lo que su médico no sabe puede matarlo" puede ser cierto cuando se trata de vacunas y ciertos medicamentos. Los médicos se encuentran prácticamente impedidos por el sistema médico y las compañías de seguros en todos los aspectos. Si se apartan de los procedimientos o políticas actuales, se enfrentan a ser aislados, ridiculizados, criticados e incluso perder su licencia profesional. Ellos también tienen que pagar los altos costos de vida y seguros de negligencia profesional; por lo que tienen que seguir haciendo lo que estudiaron, incluso si el sistema médico está haciendo cosas que no van con sus creencias personales o su ética médica. No podemos culpar a los doctores, ¿qué otra cosa pueden hacer? Ellos tienen las manos atadas y la boca tapada. Esto es una situación desafortunada para los médicos y las enfermeras que tienen buenas intenciones.

Los medios de comunicación y el gobierno en realidad no quieren que el público sepa sobre toda la corrupción que existe en las grandes compañías farmacéuticas y la CDC. No quieren que sepan de todos los efectos secundarios de las vacunas y los fármacos en general.

Un ejemplo perfecto de esto es la confesión del científico de la CDC, el Dr. William S Thompson, a quien le concedieron la condición de denunciante, por sacar a la luz un comunicado en el mes de febrero del 2015 diciendo que él y su equipo omitió información estadísticamente significativa en el año 2004 cuando los datos fueron publicados en el diario Journal of Pediatrics. Los datos omitidos declaraban que los niños afroamericanos menores de 36 meses de edad tenían un riesgo significativamente mayor de desarrollar autismo después de recibir la vacuna triple viral SPR, la cual es una tripleta compuesta de las vacunas para la Sarampión, Paperas y la Rubeola. Esto debió haber sido la noticia de última hora y los medios de comunicación debieron haber hablado y debatido sobre esto por horas y días; pero le apuesto a que esta es la primera vez que usted escucha esto. ¿Sabe por qué? Porque en mi opinión, si los medios de comunicación divulgan esta información y la sacan al aire como la noticia más importante del día, las grandes farmacéuticas retirarían sus comerciales de esa cadena y eso perjudicaría sus ganancias. No hay que olvidar que alrededor del 35% de los anuncios de televisión están relacionados con los últimos fármacos. Piense un poco sobre esto. ¿Por qué van las noticias a hablar de temas tan negativos como este de uno de sus principales clientes? Si lo hacen, sus clientes retirarían sus avisos. ¿Conflicto de intereses? Yo creo que sí.

Otro ejemplo de corrupción de las farmacéuticas en relación con las vacunas se remonta al año 2010, cuando dos virólogos de Merck presentaron una demanda federal contra Merck alegando que esta compañía farmacéutica había mentido acerca de la efectividad de la vacuna contra las paperas. Afirmaron que Merck utiliza métodos de prueba inadecuados, protocolos de pruebas manipulados, datos de pruebas falsificados, descarta resultados de las pruebas no deseados y no informa de los resultados reales de pruebas con baja eficacia. Sólo recientemente, a estos virólogos le dieron la luz verde para proceder con la demanda contra Merck. Le tomó al sistema judicial casi 5 años para ponerse de acuerdo y quién sabe cuánto tiempo va a tomar para ir a juicio y resolver estas acusaciones. En el momento en que se les permita acudir a los tribunales, las patentes de la vacuna probablemente expirarán y Merck va a tener miles de millones de dólares en ganancias por lo que pagar 10 o 20 millones de dólares en costos de cierre de este caso va a ser solo una pequeña porción para esta multinacional. Qué triste, ¿verdad?

Hablando de corrupción y falta de integridad ¿Sabía usted que las compañías farmacéuticas más conocidas fueron manejadas por agentes nazis condenados en tribunales internacionales? ¿Sabía que el gobierno de Hitler contrató a la farmacéutica Bayer para fabricar el gas venenoso que se utilizó para matar a miles de judíos en la década de los 40? La lista de corrupción es larga, pero eso es tema para un libro entero. Le recomiendo que investigue un poco sobre las farmacéuticas que en este momento fabrican la medicina que usted o un ser querido se está tomando. Se dará cuenta que estas compañías no tienen ningún interés de curarlo o salvarle la vida. Estas multinacionales solo le interesan las ganancias que usted le proporciona como cliente feliz (o infeliz) de sus píldoras venenosas.

Como he mencionado anteriormente uno de los mejores lugares para buscar información sobre las vacunas en general es el Centro Nacional de Información de Vacunas o NVIC, fundada en 1982. En su página se puede encontrar información imparcial con respecto a las últimas noticias en cualquier tipo de vacunas, desde la gripe regular hasta la vacuna triple viral MMR y los fracasos recientes que las noticias se niegan a comunicar (al menos de una manera imparcial). Sigo a este sitio web, ya que siempre están encima de los últimos estudios científicos y novedades relacionadas a las vacunas. También es una organización educativa sin fines lucrativos y es 100% financiada por donaciones. Su misión es prevenir cualquier tipo de lesiones y muertes causadas por las vacunas a través de educación para que el público pueda tomar decisiones informadas.

El esquema de vacunación actual en los EEUU exige 49 dosis de 14 vacunas a los 6 años. Esto es sorprendente, porque a esa edad, el niño está en las primeras etapas de desarrollo y su sistema inmunológico es sobre estimulado cada vez que se le inyecta una vacuna. Este mismo esquema exige 69 dosis de vacunas hasta la edad de 18 años incluyendo 12 dosis de la vacuna contra la influenza desde los 7 años hasta los 18. Esto es lamentable porque esta vacuna contiene mercurio en forma de Thimerasol y otros ingredientes no muy deseables.

Las vacunas tienen varios ingredientes tóxicos que sus pequeños cuerpos reaccionan de muchas maneras diferentes. El sistema médico al menos debería de extender las dosis de vacuna y empezar un poco más tarde que el horario actual. Esto ha demostrado ser eficaz en países que han hecho un cambio en algunas de las vacunas. Por ejemplo, Japón dejó de usar la vacuna triple viral SPR en 1993 después de que un número récord de niños desarrollaron meningitis no viral, y muchas otras reacciones adversas. Hoy en día, Japón utiliza vacunas individuales para el sarampión, las paperas y la rubéola.

Otro ejemplo de las vacunas en los Estados Unidos y en otros países es la relación entre la tasa de mortalidad infantil (TMI) y el número de vacunas antes de la edad 1. El esquema actual de vacunación recomienda 26 dosis antes de cumplir un año. Este es el mayor número de dosis de cualquier país del mundo. También los EE.UU. gasta más dinero en los costos de atención de la salud que cualquier otro país en el mundo; nadie se le cerca - aun así, otros 33 países desarrollados tienen menos TMI que los EE.UU.

En estudios estadísticos utilizando análisis de regresión mostraron una alta correlación estadísticamente significativa entre el aumento del número de dosis de vacunas y un aumento en las tasas de mortalidad infantil. Algunos países tienen una TMI que son menos de la mitad de la tasa de Estados Unidos. Estos países son Japón, Suecia y Singapur. Según la CDC, La tasa de mortalidad infantil en los EEUU parece estar empeorando a medida que pasan los años. Las muertes prematuras han aumentado en los Estados Unidos en más de un 20% entre 1990 y 2006. ¿Cómo es que nadie habla de esto? ¿Por qué es que los medios de comunicación sólo hablan de un pequeño brote de sarampión, pero nadie habla de las tasas de mortalidad infantil y otras lesiones causadas por las vacunas? Yo creo que ustedes ya saben por qué, basado en lo que he explicado anteriormente. Como punto de referencia, de acuerdo a la CDC, a partir de abril 3 del 2015, el número total de casos de **sarampión** en los EE.UU. fue sólo de 159. Para que se tenga una perspectiva más amplia, esto es igual a un súper minúsculo porcentaje de 0,000049%. Ahora compare este pequeño porcentaje con el número de muertes por medicamentos aprobados por la FDA los cuales son más de 106 mil personas al año. Por cierto, en el 2015 nadie murió de sarampión porque esta enfermedad no es tan grave como las noticias y el sistema médico lo hace creer. Las probabilidades de muerte por el sarampión son extremamente bajas. Yo fui víctima de esta enfermedad cuando tenía 8 o 9 años al igual que mi hermano, mi sobrino, mis vecinos y todos mis primos y amigos del barrio. Pero no pasó nada grave. Todos nos recuperamos 100% y ahora tenemos inmunidad completa de esta enfermedad. En los países que no hay agua potable y las condiciones de salud son precarias, esta enfermedad si puede ser peligrosa porque los niños no tienen la nutrición y el sistema inmunológico lo suficientemente fuerte para combatirla. En ciertas áreas de esos países no hay sistema de alcantarillado, la higiene prácticamente no existe. La falta de educación y la corrupción de los gobernantes de esos países solo multiplican el problema con consecuencias locales y mundiales en ciertos casos.

El sistema médico de este país afirma que fue la vacuna contra el sarampión la que erradicó esta enfermedad. Eso es totalmente falso porque cuando la vacuna fue introducida a principios de la década de los 60, la tasa de mortalidad de esta enfermedad ya había disminuido más del 95% en USA y Gran Bretaña.

La siguiente grafica muestra este declive.

SARAMPION

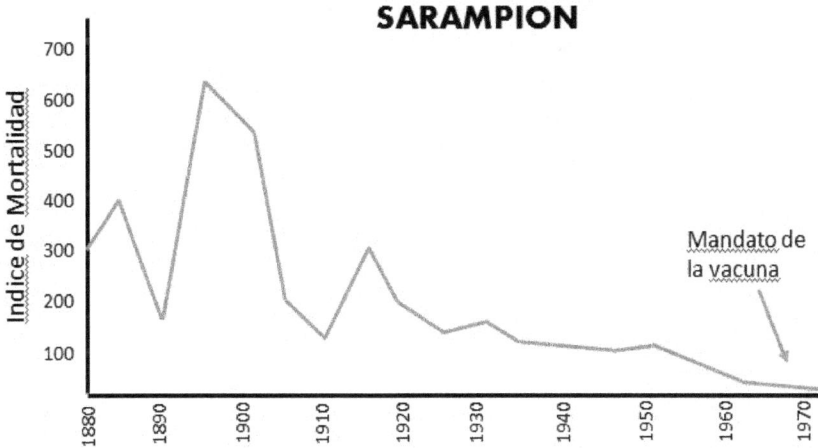

Ahora hablemos de la vacuna contra la **Difteria.** La difteria es una infección aguda y altamente contagiosa que causa inflamación de la membrana mucosa y otras complicaciones peligrosas. La difteria se propaga a través de la tos y los estornudos de una persona infectada o de una persona que sin saber tenga la infección en el comienzo de su incubación. Esta bacteria afecta más que todo la garganta y la nariz. En el momento que la persona es infectada, esta bacteria produce sustancias toxicas que pueden entrar al torrente sanguíneo y eventualmente a los órganos vitales como el corazón y el cerebro.

Al igual que el sarampión, la difteria, el tétano y la tos ferina fueron prácticamente erradicados antes que las vacunas fueran introducidas a la población a mediados de la década de los 30. El sistema médico afirma que la vacuna contra la difteria fue la que erradicó esta enfermedad en los EEUU y Gran Bretaña, pero las estadísticas y la historia dice lo contrario. De acuerdo a datos del Centro de Control de Enfermedades o CDC, la difteria había tenido una disminución de más del 90% antes de la introducción de la vacuna. Se cree que mejores condiciones de vida, mejor nutrición, agua potable y la higiene en general fueron las causantes de tal declive. Actualmente en los EEUU se suministra la vacuna contra la difteria, el tétano y la tos ferina en una sola inyección llamada DTaP. Los incidentes y la severidad de los efectos de la tos ferina también disminuyeron dramáticamente antes que la vacuna fuera incluida en la rutina de los esquemas de inmunización. La siguiente grafica muestra la tasa de mortalidad a causa de la difteria con un declive de más del 75% antes que la vacuna fuera introducida.

DIFTERIA

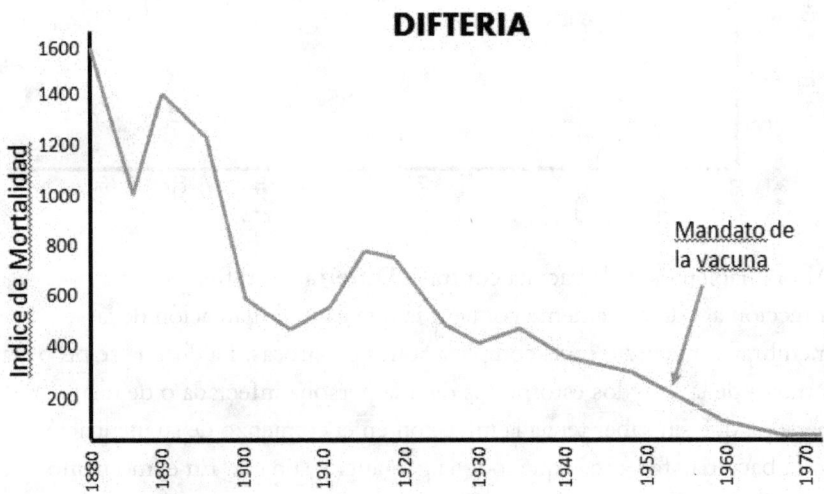

Sigamos con la vacuna contra el **Polio**. Este es uno de los casos más grandes de desinformación del sistema de medicina en todo el mundo y en la historia de la medicina. Ellos nos han hecho creer que fue la vacuna contra el polio la que definitivamente erradicó esta enfermedad. Dicen que, si no hubiera sido por la vacuna, los EEUU todavía tendrían miles de casos de polio a nivel nacional. Para aquellos que no saben nada sobre este virus, el polio se desarrolla y crece fácilmente en la materia fecal. También se conoce que el polio fue causado por el contacto con lo químicos pesticidas que se utilizaban para rociar los cultivos de manzanas y otras frutas a principios del siglo 20 y hasta los años 70 cuando las compañías utilizaban la combinación de arsénico y plomo, al igual que el famoso pesticida DDT y el BHC. Existía una correlación muy grande entre los casos de Polio durante la primavera y el verano y la aplicación de estos químicos durante ese mismo tiempo del año. Inclusive se cree que el presidente Fraklin D Roosevelt quedó paralizado durante un verano en su hacienda de veraneo donde tenía gran cantidad de árboles de manzanas. También se cree que el lago de esa hacienda estaba contaminado con los químicos ya mencionados y el acostumbraba a nadar en ese lago durante el verano cuando esos químicos eran rociados con más frecuencia.

Siguiendo con la otra posible causa del polio, en países como India y otros países de esa región donde el alcantarillado y el tratamiento general de los desechos humanos son pobres o ineficaces, los casos de polio son todavía muy comunes. En países donde la higiene, el agua potable y el servicio de alcantarillado están avanzados, el polio prácticamente no existe. Los esfuerzos y campañas de inmunización en la India han recibido mucha publicidad y la Organización Mundial de la Salud (WHO, siglas en inglés) les ha otorgado un alto crédito a estas campañas por haber "erradicado" el polio en este país. Mas, sin embargo, en el 2009 la India reportó 762 casos de polio y en ese momento la India fue nombrada la capital del polio. La India es el segundo país más poblado del mundo con una población estimada de 1,2 mil millones de personas. En este momento todavía existen aproximadamente 780 millones de residencias sin servicio de inodoros, unos 96 millones no tienen acceso a agua potable y en áreas rurales, la defecación a la intemperie es muy común. No hay que ser tan inteligente para darse cuenta que esos lugares son extremadamente propensos a toda clase de enfermedades. En varios países de África como en Sierra Leona y otros, ocurre lo mismo.

El punto de referencia por la Organización Mundial de la Salud de la tasa de mortalidad nacional de ciertos casos de polio es de 2 por cada 100,000 niños. Es decir que, si en un país como la India existen menos de 24,000 casos de polio, el país es declarado libre de esta enfermedad. Ósea que realmente la enfermedad no ha sido erradicada en un 100% como lo hacen creen las noticias y el sistema de salud pública ¿no cree usted?

Las estadísticas y los números no mienten y este es solo un ejemplo de la percepción falsa de la vacuna contra el polio. Uno de los efectos de este virus es lo que se conoce como Parálisis Flácida Aguda o PFA. Esta es caracterizada como debilidad muscular súbita y fiebre en una o varias de las extremidades. Esta debilidad puede ser causada por varias razones incluyendo la vacuna contra el polio. Esta enfermedad es trasmitida fácilmente a personas con problemas de salud y aquellas con un sistema inmunológico muy débil. El sistema de salud reclama que la PFA no es relacionada con la vacuna del polio, pero las estadísticas en la India y otros países no mienten y dicen lo contrario. Una de las formas más fáciles de declarar que el programa de vacunación es un éxito, es publicar la enfermedad con un nuevo nombre y luego proclamar que la enfermedad ha sido erradicada con la ayuda de la vacuna. Este es el caso de la vacuna oral del polio u OPV por sus siglas en Ingles. El problema es que esta vacuna causa parálisis bajo otro nombre "Non-Polio Acute Flaccid Paralysis" o Parálisis Flácida Aguda. La CDC paró de usar la vacuna OPV en el año 2,000; mas, sin embargo, esta vacuna se utiliza todavía en países como la India y otros países con poca infraestructura y falta de alcantarillado e higiene en general. La vacuna OPV es más peligrosa que la vacuna inyectable de polio o IPV, porque la OPV contiene trozos o fragmentos de virus activos que se pueden esparcir muy fácil en la población, especialmente en personas malnutridas. El virus puede mantenerse en la garganta por un periodo de dos semanas y en la materia fecal hasta por dos meses. Esto quiere decir que el riesgo no es solo para el niño que obtiene la vacuna sino también para los niños que lo rodean por un periodo de dos meses.

De acuerdo a doctores del hospital St Stephens en Delhi, en el 2,011 cuando la India fue declarada libre del polio, se reportaron más de 47 mil casos de polio PFA. Los datos disponibles muestran que estos incidentes fueron localizados en zonas donde las dosis de la vacuna se administraban con más frecuencia. También se sabe que la taza de PFA en la India es 25 a 35 veces más alta que el porcentaje internacional. Por otra parte, de acuerdo a Naturalnews.com en el 2,011 en Pakistán 136 niños contrajeron polio, pero 107 de ellos ya les habían suministrado varias dosis de la vacuna OPV. Esto quiere decir que al 78% de estos niños les dio polio. ¿Cree usted que la vacuna trabajó en estos casos? Yo no creo, y las estadísticas no mienten. En la gráfica de abajo se puede ver como el polio ya estaba en decadencia mucho antes de que la vacuna fuera instituida en los esquemas rutinarios de los Estados Unidos.

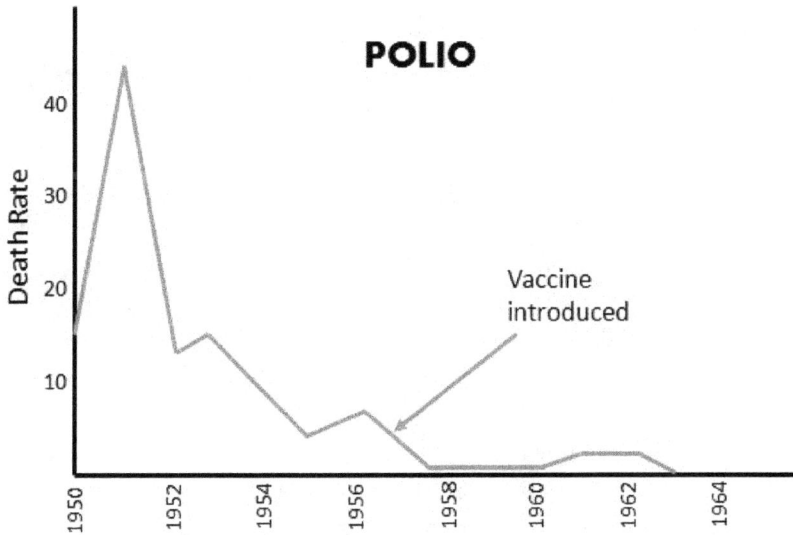

POLIO

Death Rate

Vaccine introduced

1950 1952 1954 1956 1958 1960 1962 1964

Si usted todavía cree en esta vacuna y quiere estar más tranquila(o) de que su niño está "protegido" le aconsejo que hable con su pediatra y que estén de acuerdo que nunca le apliquen esta vacuna si su niño está un poco enfermo o le hayan aplicado otras vacunas en esos días o semanas. Le aconsejo que tome en cuenta un buen tiempo entre cada una de las vacunas que recomienda su pediatra para que el pequeño cuerpo de su hijo(a) tenga suficiente tiempo para recuperarse y asimilar el choque que cada una de las vacunas le pueden causar. Recuerde que cada vez que una vacuna es suministrada, el sistema inmunológico es alterado porque la sustancia inyectada tiene cantidad de químicos que el cuerpo no reconoce y el sistema interno hace lo posible por crear un balance interno utilizando antioxidantes y anticuerpos que están en reserva para cualquier tipo de ataque. Es muy probable que, si el nivel de antioxidantes de una criatura es muy bajo, los químicos de las vacunas pueden hacer que el cuerpo desarrolle una enfermedad auto inmune que eventualmente causa serios problemas neurológicos y enfermedades irreversibles a largo plazo. Entonces, podemos deducir que el tiempo de inclusión de una vacuna es muy importante y por ende es absolutamente necesario saber cuándo se puede y cuando no se debe inyectar una vacuna a una criatura en nivel de desarrollo.

Un ejemplo de introducción incorrecta e inoportuna de una vacuna es la vacuna contra la gripe porcina, H1N1 en el año 2009. En ese año el gobierno y las entidades de salud de los EEUU comenzaron una campaña de mentiras y terror psicológico publicando por todos los medios, aeropuertos y pancartas gigantes que una pandemia de grandes magnitudes era inevitable y que la única salvación podía ser la vacuna H1N1 contra la gripe porcina. Como todos ya sabemos, esa tal pandemia nunca pasó y no murieron millones de personas como lo decían todos los medios y la CDC. En mi opinión todo fue una farsa y la farmacéutica que vende esta vacuna tuvo miles de millones de dólares en ganancias.

Quiero explicarle algo que la mayoría de las personas no saben acerca de la vacuna H1N1. La famosa pandemia fue declarada como tal por la CDC en junio del 2,009. La oficina de patentes de los Estados Unidos tiene un patente del virus de la gripe porcina creado con ingeniería genética. Esto quiere decir que este virus fue creado por el hombre y no naturalmente como se cree. El número de este patente es #8124101 y fue otorgado a tres entidades; estas son, la escuela de medicina Monte Sinaí o Universidad de Nueva York, al hospital de niños St Jude y a la secretaria de agricultura de USA. ¿Increíble verdad? Lo más increíble es que este patente fue aprobado en enero del 2,009, solo 5 meses antes que la pandemia fuera anunciada. Yo no puedo decir con certeza que la gripe porcina fue creada intencionalmente, pero el hecho que exista un patente para dicha enfermedad solo meses antes de ser declarada pandemia deja mucho que decir sobre la posibilidad que esa hipótesis sea muy probable. Si no es así, porque entonces patentar una vacuna contra una enfermedad que no existe todavía. Para colmo, existen muchos intereses comprados en el negocio de las vacunas. El doctor Mehmet Oz (del programa de televisión Doctor Oz) es un gran promotor de vacunas. Pero según Naturalnews.com el doctor Oz tiene más de 150.000 acciones de una compañía que desarrolla tecnologías para futuras vacunas. Según el artículo, el doctor Oz es parte de la directiva de SIGA Technologies. ¿Creen ustedes que es correcto que un doctor tan famoso este dando consejos en la televisión nacional sobre vacunas en general cuando él es miembro de dicha compañía y tiene muchas acciones de ésta? Yo no lo creo así.

Otro caso clásico de interés comprado es el de la ex directora de la CDC,

Julie Gerberding, quien es ahora la presidenta de la unidad o departamento de vacunas de la gigantesca farmacéutica MERCK. Esto es un conflicto de interés enorme porque ella tiene muy buenas conexiones con la CDC y eso le puede otorgar mayor rapidez y aprobación de cualquier vacuna que desarrolle Merck. Esta farmacéutica produce 14 de las 17 vacunas pediátricas que recomienda la CDC y 9 de las 10 recomendadas para adultos. La industria de las vacunas está creciendo de una manera exponencial. Una de las razones puede ser porque los patentes para las vacunas no se vencen como pasa con los fármacos; por consiguiente, cada vacuna tiene el potencial de dejar ganancias multimillonarias a través de los años. Otra razón puede ser porque compañías como Merck disfrutan de una inmunidad contra cualquier tipo de demandas gracias a la ley de 1986 que expliqué antes. Los fármacos sí están propensos a demandas y por esa razón las vacunas son más lucrativas que los fármacos. Cuando la señora Gerberding era directora de la CDC, esta agencia difundió datos extremadamente exagerados en el 2009 acerca de la supuesta pandemia del virus H1N1 e instó a casi toda la población estadunidense para que acudieran a las clínicas y aplicar una vacuna nueva sin ser debidamente probada e investigada. Cuando entidades independientes y ciertas clínicas solicitaron pruebas de casos de la gripe porcina, ellos bloquearon cualquier solicitud y pusieron obstáculos para extraer dicha información. A pesar de los peligros que se le han atribuido a esta vacuna, incluyendo el enlace confirmado a la Narcolepsia, esta vacuna es ahora parte de la vacuna regular contra la gripe que la CDC promueve todos los años. La mayoría de las personas no saben esto y se aplican la vacuna contra la gripe año tras año. Lo más triste es que la CDC promueve esta vacuna a toda la población desde los 6 meses de edad hasta la muerte y lo peor de todo es que también insta a las mujeres en embarazo para que se la apliquen. El peligro de esto es garrafal e incalculable ya que el feto puede recibir dosis de mercurio en forma de Thymerasol que son supremamente dañinos ya que puede causar daños al cerebro y el sistema nervioso.

Para aquellos que no saben, la vacuna contra la gripe porcina nunca fue aprobada adecuadamente. La FDA concedió una exención para permitir que las grandes farmacéuticas fabricaran y enviaran millones de dosis de esta vacuna a todos los Estados Unidos y el mundo en general. Hasta la fecha, la FDA no ha producido ninguna evidencia científica que documente las pruebas de eficacia y seguridad de esta vacuna. No hay estudios publicados, no hay registros de ensayos clínicos, y no hay rastro de papel a disposición del público que demuestra la efectividad y seguridad de esta vacuna. No hay ningún científico o doctor que haya puesto públicamente su nombre en registro declarando que esta vacuna es completamente segura.

Ahora quiero hablar un poco de la vacuna contra el Virus Papiloma Humano o VPH. El VPH es de las enfermedades más comunes que se trasmiten sexualmente, pero cerca del 90% de las infecciones de este virus son atacadas efectivamente por el sistema inmunológico. La tasa nacional de incidentes de cáncer cervical es solo 7 de cada 100.000 personas y la mayoría de estos se curan por si solos. El virus VPH es el principal causante de cáncer cervical. Lo que no se divulga en las campañas de mercadeo es que el cáncer cervical es de los más fáciles de prevenir y detectar con chequeos rutinarios.

La farmacéutica MERCK quien es la compañía que creó la vacuna Gardasil se gastó más de $90 millones de dólares en mercadeo para promoverla como una vacuna que previene el cáncer cervical. Su mercadeo fue exitoso y muchas adolescentes fueron inyectadas con esta vacuna. Desde el inicio de esta campaña, se han reportado miles de casos de adolescentes que sufrieron efectos secundarios graves. Muchos doctores e investigadores de distintos lugares del mundo han reclamado por los riesgos y contraindicaciones de esta. Lo más sorprendente de esto es que los ensayos clínicos nunca comprobaron que esta vacuna previene este tipo de cáncer. Sin embargo, fue aprobada por la FDA y ahora es parte de la cantidad de vacunas que se recomiendan a los niños en este país. Inclusive hay varios estados que han aprobado leyes por fuerza mayor para que las vacunas sean aplicadas obligatoriamente sin ningún derecho a rechazarlas. Los padres son esposados y arrestados si se oponen a este mandato. Es como si estuviéramos en una Alemania Nazi donde los ciudadanos no tienen derecho a opinar o rechazar mandatos gubernamentales de este tipo.

Algunos de los efectos secundarios de esta vacuna son convulsiones, pérdida de cabello, debilidad muscular, heridas cerebro vasculares, cambios del ciclo menstrual, perdida de la audición, dolores en el pecho, ceguera, inflamación del cerebro, parálisis y hasta muerte súbita.

El doctor Bernard Dalbergue, quien trabajó para la compañía Merck, dijo que la vacuna Gardasil se convertirá en el escándalo más grande que haya existido en la historia de las vacunas. Agregó que esta vacuna no tiene ningún efecto preventivo ni curativo al cáncer cervical y que todos sus efectos adversos que causan daños permanentes y hasta la muerte, no tiene ningún propósito fuera de generar ganancias multimillonarias a la compañía que la inventó y la produjo. Esto lo dijo en abril del 2014. El doctor Sin Hang Lee, MD, quien es director del laboratorio de diagnósticos moleculares de la universidad de Milford en Connecticut, comprobó que la predicción del doctor Dalbergue era correcta. Este doctor publicó una carta que envió a la CDC, la organización Mundial de la Salud, el Ministerio de Salud de Japón y otros, documentando "Mala conducta científica" de la multinacional Merck. Dijo que esta compañía mintió al proveer información deliberadamente engañosa a las autoridades sanitarias de Japón sobre la seguridad de esta vacuna contra el VPH. Japón puso un alto al suministro de esta vacuna a su población porque no confía en la eficacia de esta o en la integridad de la compañía. ¿Porque la CDC ni la FDA hacen lo mismo? O al menos cuestionar e investigar más a fondo las acusaciones del doctor Dalbergue y el doctor Lee. Sera que existen intereses comprados por medio de estas agencias? Yo sí creo.

La mayoría de las vacunas realmente no han demostrado su eficacia y sus etiquetas de contraindicaciones lo dice claramente. No estoy seguro por qué los funcionarios de salud se hacen los de la vista gorda ante este hecho. Un ejemplo de esto es el brote de paperas en el año 2,010 en Nueva York y Nueva Jersey. Más de un millar de personas se infectaron por esta enfermedad y de acuerdo con las autoridades de salud alrededor del 77% de los infectados ya habían sido vacunados previamente contra las paperas. Me pregunto si la persona que admitió esto al canal de noticias CNN todavía tiene su trabajo; lo dudo mucho. La mayoría de las personas que han llevado esto a los medios nacionales son ridiculizadas o despedidas de su trabajo por no filtrar adecuadamente este tipo de información antes de que sea divulgado libremente a las cadenas de noticias nacionales.

Las vacunas contra enfermedades infecciosas realmente no funcionan. Si fuera así, ¿por qué se enferman cuando tienen contacto con una persona infectada? Si usted ha sido vacunado, usted debería de estar 100% inmunizado ¿verdad? Lo siento, pero no es así. Incluso si le suministran 3 o 4 inyecciones de refuerzo, usted no está ni el 90% a salvo de contraer la enfermedad. Por lo tanto, si este es el caso, ¿Por qué ser inyectados con una vacuna que tiene varios efectos secundarios serios incluyendo la probabilidad de muerte? Sí, lo leyó bien, MUERTE. Por si no lo sabía o no me cree, lea el documento que le hacen firmar antes de suministrarle la vacuna. De hecho, ninguna de las entidades de salud como la CDC o la FDA puede probar que el esquema de vacunación actual es seguro.

Si las vacunas son tan seguras, ¿por qué te hacen firmar ese documento? De hecho, la próxima vez que usted lleve a su hijo al médico o al hospital y le informen que su hijo debe de aplicarse otra vacuna, pida al médico o enfermera que le firme un documento que diga que le garantizan el **100%** que la vacuna no le hará ningún daño a su niño(a) y que ellos son totalmente responsables de cualquier lesión permanente o muerte que la vacuna pueda causar. Estoy seguro que esa oficina le va a decir que se busque otro médico porque ese documento nunca se lo firmarán. Pero yo no culpo a los médicos ni las miles de clínicas que administran las vacunas por no firmar dicho documento, ya que es la compañía farmacéutica la que debe ser considerada responsable de cualquier daño permanente o de la muerte de su ser querido. Es el fabricante de vacunas que debe de garantizar 100% la eficacia de cualquier vacuna y ese documento debería ser firmando por las compañías farmacéuticas. Por desgracia ese documento nunca será firmado por ellos y las vacunas nunca serán 100% seguras hasta que la ley de 1,986 se le haga un reverso y cambie a favor de la población en vez de las farmacéuticas.

En la siguiente sección explico algunos de los ingredientes que se encuentran en las vacunas más comunes. No puedo enunciar todos los ingredientes y todos sus efectos peligrosos en este libro ya que las vacunas contienen docenas de ingredientes y se necesitaría mucho tiempo y espacio para describirlos a todos.

Los ingredientes de las vacunas se pueden dividir en tres grupos principales; Antígenos, adyuvantes y otros, incluyendo conservantes, precipitantes y otras sustancias químicas.

Los siguientes ingredientes son los más comunes y que se encuentran en muchas de las vacunas que en la actualidad son altamente recomendadas por las autoridades de salud de los EEUU. Muchos de estos ingredientes han sido declarados cancerígenos, tóxicos y de alto riesgo para los humanos por las mismas autoridades de salud como la FDA. Lo peor de todo es que son inyectados directamente al torrente sanguíneo.

Aluminio

Esta sustancia química no tiene ningún beneficio en el cuerpo humano. Se clasifica como una neuro-toxina, lo cual significa que causa la muerte de las células cerebrales. Es extremadamente tóxica cuando se mezcla con mercurio. Esta sustancia se ha demostrado que desempeña un papel en ciertas enfermedades neurológicas como el Alzheimer, Autismo, la enfermedad de Parkinson, convulsiones e incluso coma.

Antibióticos

Estos pueden afectar la flora intestinal y pueden causar alergias a ciertos alimentos en algunas personas. Estos reducen un antioxidante muy importante producido por el hígado llamado glutationa, el cual lo explico en más detalle al principio de este libro en el capítulo de los suplementos. Los antibióticos también pueden causar pérdida del sentido auditivo y reacciones alérgicas que van desde leves hasta la muerte. También pueden causar daño permanente a los riñones.

Células Animales

Así como lo lee; muchas de las vacunas contienen células animales. ¿A usted le gustaría que su hijo fuera inyectado con células animales? Esto no es lo que esperaba oír, ¿verdad? Algunas de las células animales utilizadas en las vacunas incluyen células de feto de ternera, embrión de pollo, riñón de pollo, corazón de vaca, riñón de perro, embrión de conejillo de indias, sangre de caballo, células de cerebro, de pulmón y de riñón de mono, huevo de gallina, huevo de pato, sangre de ratón, sangre de cerdo, cerebro de conejo y sangre de oveja entre otros. Algunas de estas células causan trastornos del tejido conectivo, dolor torácico, reacciones cutáneas, lupus y artritis. Algunos de ustedes pueden estar pensando, bueno pero los humanos comemos huevos y otros productos de origen animal de todos modos, así que ¿cuál es el problema? La diferencia es que cuando se come estos productos su cuerpo digiere, absorbe, filtra y metaboliza adecuadamente esos productos, mientras que las vacunas se inyectan directamente en el torrente sanguíneo y en los tejidos sin la posibilidad de pasar por el mismo proceso metabólico y filtros naturales del cuerpo. Además, sangre de ratón, sangre de cerdo y partes de mono no suenan demasiado apetecibles para mí y estoy seguro que la mayoría de las personas están de acuerdo conmigo en esto.

Tejido de feto humano abortado

Si usted cree en Dios, es cristiano y está en contra del aborto, usted nunca debería de permitir que sus hijos sean inyectados con tejidos de feto abortado. La mayoría de la gente no sabe esto, pero algunas vacunas están hechas con este tipo de tejidos humanos. Dichas vacunas son la Rubéola en la vacuna triple viral SPR, Varicela, Hepatitis-A, DTaP, Polio, Hib y la vacuna contra la rabia.

PER.C6 es una línea de células nueva, desarrollada por una compañía llamada Crucell y licenciada por Merck. Esta patente afirma que las células embrionarias humanas llamadas Retinoblasto fueron aisladas de los ojos de fetos abortados de 18 a 21 semanas de edad. Algunas personas creen que esto no importa, pero yo no lo creo así. Si usted está de acuerdo conmigo en que las vacunas deben producirse sin el uso de tejidos abortados, entonces por favor haga preguntas y edúquese acerca de este tema y sobre todo del potencial peligro que existe al ser inyectado con estas. Por favor, no ignore un tema tan delicado e importante y que puede afectar su vida y la de sus hijos. No le pido que me crea, le pido que haga su propia investigación y tome sus propias decisiones y conclusiones al respecto. El sistema médico no es dueño de sus hijos, y por consiguiente no permita que su hijo(a) sea víctima de una lesión permanente.

En mi opinión, la nueva ley de California firmada por el gobernador Jerry Brown es inconstitucional porque les quita a los ciudadanos el derecho de libertad de religión, ya que obliga a las personas a ser inyectadas con vacunas que promueven el aborto. Los Estados Unidos es un país mayormente cristiano, pero la población está mal informada acerca de los ingredientes en las vacunas.

Detergentes

Estos son citotóxicos y causan que las células tengan fugas o exploten cuando entran en contacto con las paredes de las células. Esto permite que los ingredientes de la vacuna puedan penetrar en las células más fácilmente.

Formol

Este es el mismo líquido que se usa para embalsamar cuerpos y se utiliza para conservar cadáveres. Este es un químico incoloro que también se utiliza en la fabricación de materiales de construcción y varios productos para el hogar. Este es un veneno que está relacionado con leucemia, cáncer de cerebro, colon y del sistema linfático. Esto causa daños en el hígado, el sistema nervioso y el sistema reproductivo, así como el sistema inmunológico y respiratorio. Está clasificado como una de las sustancias químicas más peligrosas para la salud humana. Entonces, ¿por qué dejarse inyectar con este veneno? ¿No tiene sentido, ¿verdad?

Hidrocortisona

Esta es la forma sintética del cortisol, que es la principal hormona del estrés. Esta hormona puede interrumpir el desarrollo de los bebes y su función endocrina. También afecta el sistema inmunológico, suprime la función suprarrenal y aumenta el estrés oxidativo. Imagínese darle un choque al cuerpo humano con este ingrediente a una edad tan temprana, cuando el cuerpo apenas se está desarrollando. El sentido común nos dice que esto no puede ser saludable para los niños en crecimiento.

Borato de sodio

Este producto químico es también conocido como bórax y es un neurotóxico que no fue creado para uso interno. Los síntomas causados por este producto químico incluyen náuseas, diarrea, vómitos, cambios respiratorios y de temperatura, hiperactividad, confusión mental, convulsiones, shock, acidosis metabólica, colapso vascular y muerte. Puede interferir con el ADN y las enzimas y causa la muerte celular.

Thimerasol (Mercurio)

Este ingrediente es básicamente lo mismo que el mercurio, pero con otro nombre. Es una neurotoxina extremadamente peligrosa y cancerígena. Este veneno causa autismo en ciertas cantidades. También se sabe que muchas de las personas con Alzheimer tienen un alto contenido de mercurio en su cuerpo y se cree que una desintoxicación adecuada de este ingrediente puede aliviar muchos de los síntomas de esta terrible enfermedad. Recordemos que la CDC recomienda a todas las personas incluyendo las personas de la tercera edad que se apliquen la vacuna anual contra el Flu o la gripe. Imagínese la cantidad de mercurio que los ancianos tienen en su cuerpo si ellos se hacen aplicar dicha vacuna todos los años por varias décadas. No hay que ser un experto ni un científico para darse cuenta que ese mercurio acumulado los va a afectar de una manera negativa. Uno de los problemas más graves del mercurio es el hecho que es muy difícil de eliminar del cuerpo. Se necesita de un método especial de limpieza para eliminarlo del cuerpo. La vacuna contra la gripe tiene alrededor de 25 microgramos (mcg) de mercurio en una sola dosis. La Agencia protectora del medio ambiente de los Estados Unidos o la EPA (Environmental Protection Agency) afirma que sólo un máximo de 5 mcg de mercurio es admitido antes de ser catalogado como una toxina (veneno). Esto significa que los niños que reciben varias vacunas en una sola visita pueden terminar recibiendo 10 veces el límite admitido por la EPA, en un solo día. ¿Aterrador no es así? si usted tiene niños, usted debe educarse sobre este tema antes de que sea demasiado tarde y sea parte de las estadísticas de la base de datos VAERS, con mínima o ninguna compensación del gobierno. Lea la forma que le hacen firmar y dese cuenta de todos los efectos secundarios de la vacuna que le vayan a aplicar a su hijo. Como dije antes, la muerte es una de las contraindicaciones de las vacunas ¿Por qué correr el riesgo?

El mercurio se puede eliminar de varias formas incluyendo ciertos alimentos como el Ajo, Cilantro, Perejil, Chlorella, Antioxidantes, mucha agua purificada, Probióticos, Toronja y los limones amarillos y verdes. La Chlorella es un tipo de alga muy saludable pero el 30% de las personas no pueden tolerar este nutriente; por esta razón si usted empieza a eructar después de comer este ingrediente y con olor un poco fuerte, pare de tomarlo ya que puede causar alergias a ciertos alimentos. Otra cosa que puede hacer para eliminar el mercurio de su cuerpo es de parar de cocinar en ollas de aluminio o de asar cualquier tipo de carne envuelto con papel aluminio y finalmente, cambie sus amalgamas de metal de sus dientes porque éstas sueltan pequeñas cantidades de mercurio cada que usted muerde un alimento, sobre todo sólidos como las nueces, dulces y otros. Este proceso debe de hacerse con un dentista experimentado en remover estas amalgamas porque si no se toman medidas especiales, el humo que suelta el metal cuando se están extrayendo pueden ser supremamente peligrosos para el paciente y el dentista. No todos los dentistas tienen el equipo para hacer esto, por lo que usted debe de hacer su tarea buscando un profesional que sea capacitado para este tipo de extracción y que tenga el equipo necesario para hacerlo.

Estos son sólo algunos de los ingredientes que se encuentran en las vacunas. Otros incluyen anti fungicidas, Cloruro de Bencetonio, Octoxynol 9, Desoxicolato de Sodio, Taurodesoxicolato de Sodio, Emulsionantes, Etil Green, Glutharaldehyde, Fenoxietanol, Sorbitol, Sacarosa, Glutamato Monosódico y otros.

Una de las cosas que las personas realmente creen respecto a las vacunas es que estas son probadas científicamente por la FDA y por lo tanto son aprobadas y certificadas por esta agencia. Nada puede estar más lejos de la verdad. La FDA basa sus aprobaciones a estudios hechos por las propias compañías que quieren que esta agencia le apruebe sus medicinas o alimentos. Es como si un profesor le diera todas las respuestas del examen un día antes de este. No es justo, ¿verdad? Unas de las preguntas que se deberían de hacer es, ¿qué tipo de estudios se han realizado para asegurar que las vacunas son seguras? Además, ¿Dónde está la prueba científica y la evidencia de que las vacunas son totalmente seguras para las personas más vulnerables como los niños, mujeres embarazadas, bebes y ancianos? ¿Y qué tal la seguridad de las personas con asma o pacientes con sistemas inmunes comprometidos? Todo esto tiene que ser tomado en consideración y adecuadamente estudiado antes de obligarlos a ser inyectados con una vacuna potencialmente peligrosa. ¿No le gustaría asegurarse de que sus niños están listos para la vacuna? ¿No haría usted todo lo posible para asegurarse de que sus hijos están a salvo? Por supuesto que sí, y es por eso que usted debe conocer y aprender para que pueda preguntarle al médico o a la enfermera las preguntas adecuadas antes de firmar el documento y aceptar la vacuna.

No confíe en la enfermera que le dice *"No se preocupe de los efectos secundarios o la fiebre leve que su hijo pueda desarrollar"*. Recuerde que ellos son seres humanos y también cometen errores. Ellos no tienen el tiempo para leer todas las contraindicaciones de las medicinas o vacunas o para mantenerse al día con todos los estudios independientes que sugieren que las vacunas son extremadamente peligrosas. Así mismo, ellos no saben de todos los médicos que antes creían en las vacunas y ahora están totalmente en contra de ellas. Por favor, no juegue a la ruleta rusa con su vida y la de sus hijos y lea más sobre este tema. Es un paso muy importante para que usted y sus hijos estén a salvo de los potenciales peligros de las vacunas. Si decide continuar permitiendo que el sistema de salud experimente con su cuerpo y el de sus hijos, incluso después de hacer su tarea y educarse al respecto, al menos esa es su decisión basada en su propia investigación. No lo haga sólo porque esa es la norma y se ha hecho desde los años 50. Hágalo porque usted cree que es lo mejor para sus hijos. La clave aquí es la educación.

Por favor, lea el libro "A Shot in the Dark" o "Un disparo en la oscuridad" por el doctor Harris Coulter L y Barbara Loe Fisher; o "Say no to Vaccines" "Diga no a las vacunas" por la doctora Sherri Tenpenny; o "Vaccines, Autism and Childhood Disorders" "Vacunas, Autismo y Trastornos infantiles" de Neil Z Miller. Hay muchos libros sobre este tema escritos por médicos que solían pensar que las vacunas eran el camino a seguir y ahora están hablando en contra de estas y de los riesgos y el potencial de daño permanente en el ser humano.

Por favor, no se alarme por este capítulo porque como he dicho antes, cada cuerpo humano es diferente y todo cuerpo reacciona de manera distinta a los medicamentos y vacunas. No todos los niños se verán afectados de la misma manera por lo que si usted decide vacunar a sus hijos por favor hable con su pediatra y pídale que retrase o extienda las vacunas con varias semanas o meses de diferencia para minimizar el riesgo de las dosis múltiples. Los doctores no deberían de oponerse a esta sugerencia. También, por favor asegúrese de que el sistema inmunológico de sus hijos es fuerte suministrándoles alimentos saludables ricos en nutrientes, vitaminas y minerales. Un sistema inmune fuerte es su mejor defensa y como buen padre usted debería estar haciendo todo lo posible para que sus hijos crezcan fuertes y saludables.

Espero que este breve capítulo lo haga pensar y reflexionar un poco sobre este tema y espero que le haya proporcionado las herramientas necesarias para hablar de ello con su médico y le ayude a seguir investigando acerca de las vacunas y sus potenciales peligros. También recuerde que, si usted desea hacer algún cambio relacionado con las vacunas de sus hijos, usted primero debería de consultarlo con su pediatra. En mi caso, yo tengo formas de excepción religiosas aceptadas por el estado de la Florida para cada uno de mis tres hijos. Esta excepción me otorga el derecho de matricular mis hijos en las escuelas públicas sin necesidad de vacunarlos. Muchos estados tienen esta y otras dos excepciones que se pueden usar para poder matricular los niños en las escuelas públicas.

Vacunas (sumario)

- Las vacunas son altamente peligrosas
- No se ha comprobado que son efectivas
- La higiene, agua potable y buena nutrición son 700% más efectivas que las vacunas
- La mayoría contienen mercurio (Thimerosal), aluminio, formol, antibióticos, Glutamato Monosódico y células de animales
- La documentación que viene con las vacunas dice que no hay una correlación clara entre la presencia de un anticuerpo y protección de la enfermad. En resumen, no se sabe si trabajan.
- La mortalidad infantil es más alta en EEUU que en otros 35 países. EEUU tenía uno de los mejores índices antes que las vacunas fueran obligatorias.
- En 1985 solo 33 vacunas eran recomendadas antes de entrar a Kinder. En el 2008, esta cifra subió a 113 antes de Kinder y 150 antes del año escolar 11.
- Menos del 15% de la población mundial obtuvo la vacuna de la Viruela. La enfermedad desapareció gracias al agua potable, higiene y alcantarillado. Estados Unidos no reportó casos de viruela desde 1950 y las vacunas fueron cesadas en 1971.
- El Polio ya estaba casi erradicado cuando se empezó a aplicar la vacuna del Polio en 1954. Muchos expertos le atribuyen esto a mejoras en la higiene, agua potable, alcantarillados y sanidad en general.
- Todavía hay entre 10 y 11 países que tienen problemas de Polio hoy. Estos países no tienen agua potable, ni baños con alcantarillado ni buena higiene en general. ¿Puede ser esa la causa? Yo creo que sí.
- Aquellos que reciben las 6 dosis de vacunas recomendadas de Sarampión pueden estar 3 veces más propensos a adquirir la enfermedad de Crohn's (Inflamación de la tráquea digestiva).
- Estudios en Inglaterra indican que las vacunas de Sarampión, Paperas y Rubeola (MMR) están asociadas con un número elevado de Artritis.

- Desde 1960 las farmacéuticas han usado tejidos de bebes abortados para desarrollar vacunas. Las vacunas que suelen contener estos tejidos son: Hepatitis A, Rubeola en la MMR, Polio, Rabia y algunas vacunas para la influenza (Flu).

- Un estudio de la Clínica de Enfermedades Infecciosas concluyó que todos los casos de Polio en EEUU desde 1980 fueron causados por la vacuna para el Polio. Si esto no le molesta, no sé qué le puede molestar.

- Un estudio de la Clínica de Enfermedades Infecciosas confirma que la vacuna DPT, Difteria, Tosferina y Tétano, induce o provoca el Polio. ¿Increíble verdad?

- En los 50's y 60's, Millones de personas fueron inyectadas con vacunas de Polio que estaban contaminadas con el virus SV-40 (Monos verdes africanos que tenían SIDA). Entonces el SIDA pudo haber sido causado por un error de las autoridades sanitarias. ¿Todavía confía en ellos?

- En 1979 Japón ordenó posponer la vacuna de la Tosferina desde los 2 meses de edad hasta los 2 años. El resultado fue la eliminación total del Síndrome de Muerte Infantil Súbita llamada SIDS. ¿Porque los EEUU no hacen lo mismo?

- Una epidemia de Tosferina en Cincinnati, USA afectó a cientos de niños, 75% de los cuales ya tenían varias vacunas de la Tosferina. Mas, sin embargo, la CDC todavía recomienda esta vacuna sabiendo que es muy probable que esta vacuna no protege a sus hijos de esta enfermedad.

- El Dr. Roy Anderson de la Universidad de Oxford, explica que las vacunas son las armas más peligrosas de la medicina y pueden causar una mutación humana inevitable.

- En 1986 se firmó la ley "Compensación Nacional de daños causados por las Vacunas". Esta ley dice que nadie puede demandar a un doctor ni la compañía farmacéutica por daños causados por cualquier vacuna. Increíble pero cierto.

- Más de US$1.4 Billones se han pagado a familias que ahora tienen niños con daños permanentes o han muerto por causa de las vacunas.
- Hoy existen más de 5.000 casos pendientes de niños que ahora son autistas posiblemente por causa de las vacunas
- Existe una base de datos nacional donde se reportan casos adversos causados por las vacunas. Las siglas en Ingles son VAERS.
- Según la FDA y la CDC, solo el 10% de los casos son reportados por los doctores. Se cree que menos del 25% de las personas son compensadas porque es muy difícil comprobar que la vacuna fue la causante del problema reportado.
- Records del congreso de los EEUU (2000-2003) indican que las farmacéuticas se preocupan más por sus ganancias que la seguridad de las personas. Esto no es una sorpresa porque el gobierno le dio inmunidad total a las farmacéuticas en 1986 como lo expliqué antes.
- El sarampión disminuyó a un 95% en EE.UU. entre 1915 y 1958. La vacuna se introdujo en 1963. El establecimiento médico afirma que fue la vacuna la que erradicó esta enfermedad cuando en realidad ya estaba 95% erradicada. De hecho, las tasas de mortalidad después de la vacunación contra el sarampión a mediados de los años 70 fueron similares a las de los años previos a la vacunación en la década de los 60, cuando se instituyó la vacuna.
- La varicela no es una enfermedad mortal y no tiene complicaciones graves. La vacunación es considerada innecesaria por muchas autoridades de salud. La Academia Americana de Pediatría (AAP) en 1996 indicó en su folleto de inmunización que "La mayoría de los niños que están sanos y se contagian con varicela no tienen ningún tipo de complicaciones por esta enfermedad". Esta vacuna se añadió al esquema nacional en 1995.
- Hepatitis B: El riesgo de un bebe de contraer esta enfermedad es prácticamente inexistente. Esta vacuna puede ser apropiada para las personas de alto riesgo, como las prostitutas y adictos a drogas intravenosas, tales como los consumidores de heroína, morfina y otras. Esta vacuna se inyecta a los recién nacidos poco después del

nacimiento, muchas veces sin el consentimiento de los padres. En mi opinión, esto es una calamidad.

- Vacuna contra el VPH: Hay más de 100 cepas de VPH y alrededor de 30 de ellas se trasmiten sexualmente. En raras ocasiones, 10 de estos virus pueden causar cáncer. El medicamento Gardasil apunta solamente a 4 de ellos. El problema es que esta medicina realmente no ha demostrado que previene el cáncer. La mayoría de las mujeres que contraen el VPH se curan por si solas de una forma natural, siempre y cuando su sistema inmunológico no esté comprometido. Gardasil aumenta la incidencia de fiebre en un 1.400% y vómitos en un 1.500%.

Efectos documentados en literatura médica y panfletos de las vacunas

- Artritis
- Alergias
- Coágulos de sangre
- Septicismo
- Ataques al corazón
- Infecciones de oídos
- Muerte súbita infantil (SIDS)
- Epilepsia
- Desmayos
- Enfermedades de los riñones (diálisis)
- Enfermedades del hígado
- Reacciones alérgicas graves
- Problemas neurológicos
- Enfermedades inmunológicas
- Fiebre, dolor de cabeza y músculos
- Reacciones serias que pueden causar la muerte
- Autismo

Como identificar reacciones a vacunas

- Fiebre alta (cerca de 40°C)

- Gritos con un tono muy elevado

- Dolores en las coyunturas

- Salpullidos, picazón, inflamación

- Choque o paro

- Convulsiones

- Sueño excesivo

- Pérdida del control de los músculos

- Parálisis

- Inflamación del cerebro

- Encefalopatía o daños permanentes del cerebro

- Muerte súbita

Hierbas y Vegetales milagrosas

Las hierbas naturales y algunos vegetales son quizás las primeras "medicinas" naturales que nosotros deberíamos de utilizar cuando surge una enfermedad leve como el dolor de cabeza, fiebre o inclusive aliviar el estrés. Desafortunadamente lo primero que todo el mundo hace es acudir a los fármacos ya sea en forma de prescripción o directamente de una farmacia local. Esto se ha catalogado como una epidemia en los EEUU no solo porque las propagandas de la televisión están inundadas con comerciales de medicinas por todos los canales locales y nacionales, sino también porque pareciera que en cada esquina hubiera una farmacia; y para colmo casi todos los supermercados tienen su propia farmacia. Esto crea una facilidad para que las personas se auto receten fármacos que en ocasiones les puede causar la muerte.

Las hierbas naturales son tan efectivas que las compañías farmacéuticas han producido infinidad de medicinas a base de ciertas hierbas o especias. El problema es que estas compañías no pueden patentar una hierba natural y por consiguiente producen una forma sintética de la hierba y añaden una cantidad de ingredientes y químicos para producirla de una forma masiva, patentarla y tener ganancias multimillonarias.

En esta parte del libro le explicaré cuales son las hierbas más efectivas para diferentes enfermedades y dolores. En los países de América Latina los indígenas han utilizado hierbas medicinales por muchos años con resultados asombrosos. Por el contrario de esto, el sistema médico de los países desarrollados no acepta ninguna reclamación o poder curativo de las hierbas naturales porque no han sido parte de un estudio científico controlado y catalogado apropiadamente. Yo entiendo que reclamaciones de tipo curativo deben de ser hechas en una forma controlada para comprobar su eficacia y validez. Lo que le puedo asegurar es que ninguna compañía farmacéutica aceptaría el desafío de probar una de sus medicinas cara a cara con una hierba con poderes curativos de cierta enfermedad. Yo me atrevo a decir que es muy probable que a largo plazo la hierba tenga más existo que el fármaco y lo mejor de todo, sin efectos negativos. El mercadeo de los fármacos es gigantesco y es por eso que hoy la mayoría de las personas están acostumbradas a estos como si fuera parte de sus vidas. En EEUU es muy común ver comerciales de medicinas por los principales canales de televisión. Estos comerciales comienzan con una dramatización del dolor o el estrés que sienten por causa de una enfermedad y luego muestra el supuesto beneficio de la medicina; al final explican los efectos secundarios de éstas. Mi familia y yo nos reímos de los efectos negativos cada que pasan un comercial de estos y si son tan peligrosos nos preguntamos….. ¿Quién va a querer una medicina que causa hasta la muerte o ganas de suicidarse? Lamentablemente muchas personas ven esos comerciales y no se percatan o escuchan los efectos secundarios y cuando acuden al doctor le exigen a éste que le receten esa medicina que vieron en la televisión.

En las civilizaciones anteriores, la medicina y los alimentos estaban íntimamente conectados. Muchas de las plantas se comían por sus poderes curativos que éstas suministraban. Los egipcios, por ejemplo, utilizaban el ajo para protegerse de las epidemias que existían en los tiempos de las pirámides. Las dos civilizaciones actuales que todavía emplean el uso de la herbología son la India y la China. En la India se utilizan las plantas medicinales como parte de un sistema terapéutico; esta terapia se le conoce mundialmente como medicina ayurvédica. En la China se utiliza la medicina tradicional moderna y la medicina china en conjunto en casi todos los hospitales de ese país. La medicina china se le conoce a nivel mundial por ser una terapia natural con grandes beneficios. En muchos países es muy común encontrar doctores de la medicina china (inclusive en Estados Unidos) ya que es reconocida y nombrada como una medicina antigua con resultados muy positivos.
La medicina China es un sistema antiguo de sanación que nació hace más de 2.000 años y es basada en una filosofía que expresa como las personas perciben equilibrios y desequilibrios con ellos mismos y con su alrededor. Esta medicina ve las enfermedades en términos de patrones de discordancia y trata de establecer un balance en la persona enferma. Se cree que la energía fluye por canales llamados Meridianos.
Sobre esta medicina alternativa existen cantidad de libros con detalles claros de cada una de sus hierbas medicinales. Si le interesa esta alternativa le aconsejo que investigue más sobre este tema. En este libro solo le explico una pequeña parte de su importancia.

Hierbas y vegetales en Centro y Sur América

Este continente está lleno de plantas y flores mágicas con poderes curativos impresionantes. El uso de plantas medicinales espirituales por las civilizaciones antiguas de este continente es legendario y reconocido a nivel mundial. Los aztecas, quienes dominaron centro América en tiempos pasados, tenían conocimientos muy sabios de los poderes curativos de las plantas. Cuando los españoles conquistaron México en el siglo XVI descubrieron más de 1.200 plantas.

Los doctores de la medicina Maya son todavía máster de la medicina espiritual de plantas y usan plantas para conectarse con los espíritus de la naturaleza los cuales les proveen con la visión de otras plantas medicinales. En Machu Picchu, Perú, los Incas hacían ceremonias y rituales con las hojas del árbol de coca. Estos rituales son supremamente importantes en la civilización Inca y la de los Q'ueros quienes todavía viven en las montañas alrededor de la ciudad de Cuzco. Ellos creen en el balance y la energía creados por la madre naturaleza y sus poderes espirituales y curativos que esta provee.

Hablemos ahora de cada una de las hierbas y vegetales más importantes según los expertos en la materia. Como les dije antes, no puedo suministrarles información de todas las hierbas y sus poderes curativos, la intención de esta parte del libro es de brindarles una versión corta pero con vital información para educarlo en cuanto a los poderes curativos de estas hierbas y vegetales.

Ajo (Garlic)

Se cree que el ajo proviene del centro de Asia. El ajo se le conoce mundialmente y por varios siglos por sus poderes curativos. Es una de las plantas medicinales más antiguas de nuestro planeta. Como les expliqué antes, los egipcios usaron el ajo para mantenerse alejados de epidemias y les daban a los esclavos en tiempos de las pirámides. El ajo tiene poderes antisépticos y antibióticos. Tiene propiedades expectorantes, fungicida, anti-histamina y si se consume regularmente puede prevenir la gripe, la influenza y las infecciones de oído. También puede ayudar con la mucosidad y la tos al igual que las lombrices intestinales y las infecciones de hongos. Es un limpiador de pulmones muy potente que ayuda a aliviar el asma. Si se come con los alimentos o en forma de aceite natural, el ajo puede ayudar con la circulación, reduce coágulos de sangre y reduce la presión arterial y el colesterol. También es muy beneficioso en casos de trombosis. Pero quizá lo más importante del ajo es el poder curativo y preventivo del cáncer; esto lo reconoció Hipócrates en el siglo IV antes de Cristo.

La Sábila (Aloe)

Esta sección del libro es dedicada a Dilia Florez Rojas porque ella fue la primera persona que compró y leyó en su totalidad la primera edición de este libro y su única queja fue que no mencioné la sábila y sus increíbles beneficios en ningún capítulo del libro. Estoy totalmente de acuerdo con ella y en su honor escribí este capítulo relacionado a unas cuantas hierbas que pudieran ser catalogadas como medicinales. Ella ahora está en el cielo cuidándonos a todos. Que descanse en paz. Te queremos Dilia y gracias por tu comentario.

La sábila es original del Sur y el Este de África. Los indígenas nativos les llaman a las hojas de la sábila "Varitas mágicas de los cielos" por sus poderes curativos. Los poderes curativos de la sábila se han escrito por muchos años y se ha utilizado por varias civilizaciones. Los efectos positivos de esta planta son incontables e invaluables. La sábila es rica en gran cantidad de vitaminas como la vitamina C, B1, B2 y B6. También es rica en calcio, potasio, enzimas, azucares naturales y contiene más de 16 amino-ácidos. Cuando esta se aplica en la piel, ayuda a regenerar células saludables. Otro uso muy importante en la piel es el de aliviar quemaduras del sol, acné y eczema. La sábila se puede tomar con jugos de frutas o sola. Cuando se ingiere, el jugo de sábila ayuda con problemas digestivos y gastro-intestinales. También es una planta con poderes anti fúngicos, anti-inflamatorios y antisépticos. La mayoría de las personas creen que la sábila solo se puede utilizar de una forma tópica para las quemaduras. La verdad es que la sábila tiene infinidad de usos internos de gran importancia para la salud.

De acuerdo a Mike Adams, editor y fundador de www.naturalnews.com, la sábila es la hierba medicinal más impresionante que la madre naturaleza haya creado. Esta planta se ha estudiado a través de los años y se le conoce como una planta que puede parar el crecimiento de tumores cancerígenos ya que eleva el sistema inmunológico, ayuda a bajar el colesterol y los triglicéridos, repara y reversa la sangre pegajosa por causa de la glucosa, incrementa la oxigenación de la sangre, desinflama y alivia los dolores de artritis, previene cálculos en los riñones, alcaliniza el cuerpo, cura ulceras, la enfermedad de Crohn's y otros desordenes digestivos. Reduce la presión arterial, ayuda a parar el cáncer de colon, lubrica la tráquea digestiva y los intestinos, elimina la constipación, previene y alivia infecciones de candida. Se puede utilizar como una bebida deportiva ya que contiene un balance de electrolitos necesarios. Incrementa el rendimiento cardiovascular y la resistencia física. Hidrata la piel y acelera la reparación de la piel.

La sábila tiene un fito-nutriente llamado acemanano, el cual tiene poderes anti-cancerígenos y eleva el sistema inmunológico. En un estudio hecho a perros y gatos que estaban siendo expuestos a radiación, el grupo de animales que se les suministró acemanano durante y después de la radiación tuvo una reducción del tumor más significativo que el grupo que no se le dió acemanano.

La Sábila contiene

Agua, 20 minerales, 12 vitaminas, 16 amino-ácidos, fito-nutrientes, enzimas, Triterpenos (baja niveles de glucosa), glico-nutrientes y glico-proteínas, polisacáridos (acemanano, mannose-6-phosphate), glucósidos fenólicos.

Como prepararla

Remueva la piel o la parte verde y corte en filetes la parte gelatinosa interna. Utilice esta sustancia para preparar jugos o batidos. Si es la primera vez que toma sábila le aconsejo que empiece con poca cantidad ya que esta puede tener efectos laxantes al principio. Disfrute esta planta milagrosa y comuníqueselo a sus amigos y familia para que disfruten de sus poderes curativos y digestivos.

Pimienta Cayena (Cayenne Pepper)

La pimienta Cayena se ha utilizado por muchos años con fines terapéuticos. Esta especia tiene efectos anti-inflamatorios poderosos, estimula la circulación y neutraliza la acidez del cuerpo. Dentro de los beneficios que ofrece está la de aliviar ulceras, dolor de estómago, dolor de garganta, tos espasmódica y ayuda aliviar la diarrea. Esta especia se ha utilizado para diferentes clases de enfermedades como la gota, reflujo, delirio, parálisis, fiebre, dispepsia atónica, hemorroides, náuseas, amigdalitis y la difteria. Durante una gripa o influenza, la pimienta ayuda a mover la mucosidad congestionada. Se han hecho varios estudios con esta especia y estos indican que la pimienta es muy efectiva para prevenir la formación de patógenos fúngicos. Recuerden que el cáncer es un hongo y por consiguiente la pimienta puede ser muy efectiva para la reducción de tumores cancerígenos. En un estudio, científicos demostraron una reducción del 80% de cáncer de próstata en ratas. La Capsaicina en la pimienta cayena ayuda a que las células cancerígenas se destruyan por si solas. La pimienta contiene muchos fito-químicos beneficiosos al igual que vitamina C, E y minerales incluyendo el magnesio el cual es extremadamente vital para la salud del corazón. Limpia la sangre ayudando a que las señales hormonales fluyan fácilmente por el sistema sanguíneo para elevar el sistema inmunológico.

La Cebolla (Onion)

Proviene de Asia, pero desde hace miles de años se cultiva en diferentes regiones subtropicales en varias partes del mundo. La cebolla contiene esencias volátiles y poseen un sabor picante único. En las cocinas es muy popular por su característica de hacer llorar; esto pasa porque las esencias entran por la nariz provocando el conocido lagrimeo. Otra característica no muy deseada de la cebolla es el de producir el mal aliento por varias horas después de ingerirla, sobre todo cuando se consume cruda. La cebolla es una de las plantas más sanas y con poderes curativos impresionantes. Tiene un gran contenido de vitamina A, B, C y E y por su generoso contenido de vitamina C, la cebolla eleva el sistema inmunológico y por consiguiente eleva las defensas del organismo.

Estas son algunas de las propiedades nutricionales en una cebolla de solo 100 gramos. Agua – 86g, Glúcidos – 10g, Lípidos – 0.2g, Potasio – 180mg, Azufre – 70mg, Fosforo – 44mg, Calcio – 32mg, Cloro 25mg, Vitamina C – 28mg, Magnesio – 16mg, Sodio – 7mg, Hierro – 0.5mg, Manganeso – 0.25mg, Zinc – 0.08mg y otros de menor valor.

Beneficios de la cebolla

La cebolla es rica en sales minerales y su alto contenido de vitaminas A y C la convierte en una planta esencial para el tratamiento y posible cura de enfermedades respiratorias. También sirve para proteger el cuerpo de parásitos e infecciones. Las propiedades de hierro, fosforo y otros minerales son importantes para el tratamiento de la anemia.

La cebolla también sirve para tratar enfermedades como el reumatismo, diabetes, obesidad, asma, nerviosismo, tuberculosis, hidropesía, diarrea, enfermedades de los bronquios y la vejiga, artritis, gripe, tos, insomnio, hemorragias, anginas, irritación de la garganta, enfermedades de la próstata, infecciones menores de la piel, dolor de cabeza y de oído, rinitis y resfriados crónicos.

La cebolla tiene una sustancia llamada Glucoquinina que disminuye el azúcar en la sangre.

Como pueden ver la cebolla es de suprema importancia y se puede consumir todos los días, ya sea cruda o cocida. Su mayor valor nutricional se encuentra en su forma cruda ya que el calor reduce un poco sus poderes nutricionales.

Ginkgo Biloba

Esta se conoce como la planta medicinal más antigua ya que el árbol Ginkgo viene de la era de los dinosaurios. Un árbol de ginkgo puede vivir hasta mil años y es bien conocido en todo el mundo por sus poderes para mejorar y extender la vida. Es un elixir de la juventud y la ciencia ha demostrado que las hojas son súper ricas en quercetina y catequina tanino, que son sustancias que aumentan el flujo sanguíneo y la oxigenación de los tejidos. Estudios han demostrado que el Ginkgo se puede utilizar como una medicina herbal para reducir la pérdida de memoria relacionada con la edad.

También puede ayudar con la aterosclerosis, el vértigo y la impotencia. El árbol de ginkgo puede llegar a increíbles alturas que alcanzan alrededor de 180 pies y las hojas son en forma de abanico. Se considera sagrado por muchas culturas del Lejano Oriente.

Canela (Cinamon)

La canela se considera una especia preciada y es uno de los remedios más populares en China para tratar el frío del invierno, dolor de garganta y tos. Si usted tiene mal aliento, puede masticar un palo de canela; también puede ayudar en la digestión después de las comidas. En los tiempos del antiguo Egipto, se utilizó la canela para protegerse de las infecciones y para embalsamar cuerpos. Si usted tiene diabetes tipo 2, comer sólo la mitad de una cucharadita al día puede ayudar a reducir los niveles de glucosa en la sangre de forma natural y casi milagrosa. Eso no es todo, la canela también se ha demostrado que puede reducir el colesterol total, los triglicéridos y el colesterol LDL o colesterol malo. Esta increíble especia también ayuda a prevenir las infecciones del tracto urinario. Al comprar la canela, asegúrese de obtener los palos que tienen capas sobre ellos porque los que son una barra sólida realmente no es canela; esa se llama "Cassia". El tipo de canela buena se llama "Ceylon". Ellos no vienen de la misma planta, pero ambos ofrecen una propiedad anticoagulante. La mayor parte de la canela en polvo que se vende en las tiendas proviene de la cassia.

Cardamomo (Cardamom)

Esta planta crece en forma silvestre en el bosque de monsson en el sur de la India y Sri Lanka. Esta es una de las especias culinarias más antiguas del mundo. Esta especia es conocida en la India como granos del paraíso y las semillas son valoradas por sus propiedades medicinales. Es utilizada por el sistema hindú de la medicina ayurvédica. Los egipcios también añadían el cardamomo a sus ceremonias religiosas e incluso Hipócrates en Grecia, valoró esta planta por su exquisito aroma y las propiedades terapéuticas.

Higo (Fig)

El higo es el primer fruto mencionado en la Biblia y se cree que es una de las frutas más saludables. Se cree que los primeros higos se cultivaron en Egipto. En la antigua Grecia se convirtió en un alimento básico en la dieta tradicional. En la antigua Roma eran considerados como un fruto sagrado. Es una buena fuente de potasio y ayuda a controlar la presión arterial. También es una buena fuente de fibra, vitamina B6, cobre, manganeso y ácido pantoténico. En algunas culturas, las hojas son parte del menú. Las hojas han demostrado tener propiedades anti-diabéticas y pueden reducir la cantidad de insulina necesaria por los diabéticos. En un estudio, se añadió un extracto líquido a base de hojas de higo al desayuno de diabéticos dependientes de insulina para producir un efecto reductor de insulina. En estudios con animales, hojas de higo han demostrado reducir niveles de triglicéridos, y en estudios in vitro sus hojas inhibieron el crecimiento de ciertos tipos de células cancerosas. Las personas con problemas en los riñones y la vesícula deben evitar comer higos, ya que contienen oxalatos que se pueden cristalizar y causar problemas de salud cuando se vuelven demasiado concentrados en los fluidos corporales.

Verruga de San Juan (St. John's Wort)

Esta hierba es muy popular y se puede adquirir en muchas formas en todas las farmacias. Se utiliza para tratar la depresión leve y hay alguna evidencia científica que sugiere que podría ser eficaz para el tratamiento de los síntomas de ansiedad y de la menopausia. Sin embargo, hay algunas precauciones con esta hierba. Uno de sus ingredientes activos es un compuesto conocido como hipericinas fotoactivas que producen sustancias que pueden dañar las células cuando la piel se expone a la luz solar. Hay un aislamiento graso que se envuelve alrededor de los nervios llamado mielina; este aislamiento es particularmente vulnerable a los daños causados por la luz solar. Por esta razón, los complementos a base de alimentos como el triptófano son un sustituto preferido para la depresión leve y la ansiedad. Mayo Clinic tiene información adicional de seguridad para las personas con alergias o sensibilidad a esta hierba y sus componentes; algunos de ellos incluyen reacciones alérgicas de la piel, incluyendo erupción cutánea y picazón. Esta hierba también puede aumentar el riesgo de síndrome de serotonina, puede cambiar la forma de procesar el azúcar en el cuerpo; por esta razón, utilice esta hierba con precaución si usted es diabético. Puede causar altos niveles de la hormona estimulante de la tiroides (TSH). Utilice con precaución si usted tiene cataratas y es propenso a inflamación. Esto puede dañar el hígado, alterar la presión arterial y la frecuencia cardiaca. Hay otros riesgos asociados con esta hierba. Para obtener una lista completa de efectos secundarios de esta hierba por favor ingrese a la página web www.mayoclinic.org. Como he dicho antes, cada persona es diferente y esta hierba no afecta a todos de la misma manera. De hecho, esta hierba puede ser muy beneficiosa para algunas personas así que por favor si usted cree que esta hierba le puede ayudar y usted la va a empezar a tomar o ingerir, haga una investigación más exhaustiva sobre ésta y escuche su cuerpo cada vez que la toma para saber si le ayuda o no. La educación es la clave de todo y esto no es una excepción.

Arbol de Té (Tee Tree)

Esta poderosa planta se encuentra en Australia y se ha utilizado por los aborígenes nativos durante siglos. El árbol de té es un primo del eucalipto y pertenece a la familia de árboles de melaleuca que tienen un fuerte olor medicinal. Los aborígenes lo usaban para hacer pequeñas canoas, porta-cuchillos y pajas para los refugios. Ellos usan las hojas para hacer medicina para tratar resfriados, la tos y dolores de cabeza. El árbol de té es bien conocido por sus propiedades antisépticas y puede ser utilizado como un antibiótico para las pequeñas infecciones externas, incluyendo infecciones del oído medio. También se puede hacer una infusión con sus hojas y usarlo como enjuague bucal, para aplicar sobre la piel para tratar el acné y rociarlo sobre la cabeza de los niños para tratar los piojos. La adición de 8-10 gotas de aceite esencial de árbol de té en la bañera dos veces por semana puede aumentar la resistencia a muchos tipos de infecciones.

El árbol de té se ha documentado en muchos estudios médicos y científicos, ya que se ha demostrado que elimina bacterias, hongos y virus. En la década de 1940 el árbol de té era conocido como el medicamento antiséptico para tener en todo momento. Los soldados de Australia en la Segunda Guerra Mundial tenían árbol de té en sus botiquines de primeros auxilios. Hay más de 300 estudios científicos que hablan de los poderes antimicrobianos del árbol de té. La siguiente es una lista de enfermedades e infecciones para la cual el árbol del té es muy efectivo: El acné, úlceras bucales, dolor de oídos, piojos, infecciones bacterianas, infecciones de las vías respiratorias, la varicela, la halitosis (mal aliento), psoriasis, MRSA y la picazón de insectos entre otros. En casa, se puede utilizar como un lavado de cara para el acné, repelente de insectos, desodorante, para eliminar olor de los pies, como un ambientador de ropa y como un limpiador doméstico.

Muchos doctores de medicina funcional prescriben aceites esenciales como el aceite de árbol de té y aceite de coco como sustituto de los medicamentos convencionales debido a que estos no tienen ningún efecto secundario adverso y son igual de eficaces.

Olivo (Olive)

El olivo ha sido considerado sagrado por muchos siglos en el sur de Europa. En la antigua Grecia era adorado como Athena, la diosa de la sabiduría y el aprendizaje. En el judaísmo, el aceite de oliva es considerado sagrado y se utiliza como combustible para la lámpara de reposo y para la menorá en el festival de Jánuca. El olivo o aceitunas se considera una de las fuentes más ricas de vitamina E. Hay muchos tipos de aceites de oliva para elegir en el mercado; el aceite de oliva prensado al frío es de los mejores para la producción de aceite virgen de buena calidad. Es rico en ácidos grasos mono insaturados y desempeña un papel importante en la protección del corazón y el sistema circulatorio. El aceite de oliva y el aceite de macadamia son los ácidos grasos Omega 9 en forma de ácido oleico. Estos son considerados aceites no esenciales porque el cuerpo puede crearlos a partir de grasas insaturadas. Sin embargo, la dieta estándar americana contiene grasas saturadas, alimentos procesados y alimentos transgénicos que inhiben el cuerpo de producir estos ácidos grasos Omega 9. La adición de aceite de oliva a su dieta, por lo tanto, es muy importante en mi opinión y la de muchos expertos. En diferentes partes de Europa los médicos recomiendan las aceitunas a los diabéticos y personas con problemas hepáticos. También se utiliza en la medicina china para aliviar el dolor de garganta. El aceite de oliva suaviza la piel y ayuda a restaurar el brillo al cabello opaco.

Hay tres ácidos grasos Omega bien conocidos, Omega 3, 6 y 9. Debe haber un equilibrio entre los tres y en especial de Omega 3 y 6. De acuerdo con los expertos, la proporción ideal de Omega 3 y Omega 6 debe ser de 1: 1. Sin embargo, la típica dieta americana tiene una proporción de 1:20 (Omega 3: Omega 6) y en algunos casos es hasta de 1:40. Esto significa que una gran mayoría de americanos consumen demasiadas grasas poli insaturadas y muy poco de grasas Omega 3. Este es un rango muy peligroso y la balanza se debe de inclinar a la proporción adecuada antes de que sea demasiado tarde. Esto explica porque las enfermedades cardíacas son la causa número uno de muerte en los Estados Unidos y la mayoría de las sociedades occidentales. El cuerpo necesita la proporción adecuada de estos ácidos grasos esenciales para estar en su estado óptimo. Las grasas Omega 6 estimulan los procesos de inflamación en lugar de inhibirlos. El cuerpo necesita un poco de inflamación para protegerse de las infecciones y traumatismos y cierta cantidad de grasas poli insaturadas ayudan a proteger el cuerpo. Sin embargo, el consumo excesivo de estas grasas aumenta la inflamación crónica que causa muchos problemas de salud a largo plazo. En la página web del doctor Mercola www.mercola.com encontrara un artículo muy bueno que habla de todas estas grasas. Explica muy claro las diferencias entre saturadas, insaturadas, grasas mono insaturadas y poli-insaturadas. Visite este sitio para un entendimiento completo de estas grasas.

He aquí un pequeño resumen. **Grasas saturadas** - Estas grasas están completamente cargadas con átomos de hidrógeno y suelen ser sólidas a temperatura ambiental. **Grasas Insaturadas** - Estas son grasas que han perdido por lo menos uno de sus pares de átomos de hidrógeno que dan lugar a moléculas que se doblan en cada enlace. Estas grasas vienen en dos variedades - **Las grasas mono insaturadas** que les falta un par de átomos de hidrógeno y **poli insaturadas** que les falta más de un par de átomos de hidrógeno.

Ginseng

Existen dos tipos de ginseng. Ginseng americano y asiático. Estos tienen diferentes beneficios y la medicina china considera el ginseng americano menos estimulante que la variedad asiática. El ginseng es conocido por todo el continente asiático como el elixir de la vida. Representa fuerza, vigor y virilidad. Esta planta y la hierba se utilizan para elevar el estado de ánimo, mejorar la memoria y la atención, alargar la resistencia física y mental y aliviar la ansiedad. También aumenta la concentración y el enfoque cuando se combina con Ginkgo. Algunos estudios han encontrado que el ginseng puede estimular el sistema inmunológico. Varios estudios también sugieren que el ginseng puede bajar los niveles de azúcar en la sangre. El ginseng también ha sido estudiado para tratar el cáncer, hipertensión, la hepatitis C, la fatiga, enfermedades cardíacas y la disfunción eréctil. No existen alimentos naturales que contienen ginseng y por lo tanto es muy importante que usted compre esta hierba de compañías conocidas y sobre todo en tiendas de alimentos saludables. Esta es una raíz de alto costo, así que si usted ve precios muy bajos en el mercado esto quiere decir que los ingredientes, la calidad y la eficacia no son óptimos o pueden ser adulterados.

En el continente asiático, el ginseng siempre ha sido la hierba que lo cura todo, que prolonga la vida y mejora la resistencia física. Se dice que las tropas chinas y vietnamitas llevaban siempre una raíz de esta planta para estar alerta ante el peligro y para aumentar su condición y actividad física. En la medicina china se ve como un medicamento que restablece el equilibrio en un cuerpo estresado y tenso. El ginseng asiático es bueno para deportes como el físico culturismo y la resistencia, mientras que la variedad americana ayuda al sistema nervioso, mejora la memoria y el aprendizaje. También evita problemas circulatorios y coagulación de la sangre que a su vez reduce el riesgo de accidentes cerebro vasculares.

Estas son unas de las tantas plantas que nos pueden ayudar a mejorar nuestro cuerpo sin necesidad de medicinas. Existen muchas más hierbas y plantas, pero no se pueden cubrir todas en este libro. Espero que pueda beneficiarse de estas hierbas y plantas y que ponga en práctica algunas de las recomendaciones en este capítulo en su dieta diaria o semanal. Recuerde que el lema de este libro es la prevención y usted debería de hacer lo posible para que su cuerpo esté en las condiciones necesarias para prevenir cualquier enfermedad.

Sumario

Querido lector espero que este libro le brinde las herramientas para vivir una vida saludable. Sin tener que preocuparse por el virus de diciembre o que alguien tenga la gripe y lo pueda contagiar, o que tocó la manija de la puerta del supermercado, etc.

Es mi deseo que este libro le haya ayudado a recapacitar y pensar un poco más en su propia salud y cuidar su cuerpo, su templo, de una manera más sana a base de una buena alimentación, ejercicio y nutrición.

Estoy seguro que, si usted sigue al pie de la letra las recomendaciones de este libro, lo más probable es que pueda curarse hasta de lo que le pueda parecer imposible. Recuerde que el padre de la medicina occidental y moderna, Hipócrates, dijo que los alimentos deben de ser su medicina. No existe ninguna medicina que cure 100% ninguna enfermedad; eso lo puede averiguar en cualquier parte y no hay doctor que pueda decir lo contrario. Solamente su propio cuerpo tiene la capacidad para curase por sí solo, pero para lograrlo necesita de su ayuda, brindándole una alimentación sana y sin comida chatarra o alimentos procesados (a los cuales yo les llamo alimentos muertos). La medicina convencional no es la solución para la mayoría de las enfermedades o dolores. El sistema de salud, o como yo le llamo, el sistema de enfermedad, está basado en la promesa que puede aliviar el dolor o mantener la enfermedad. El problema es que la mayoría de las medicinas aprobadas por la FDA tienen decenas de efectos secundarios que tienen un riesgo mayor que el beneficio que promete. Y esos efectos se convierten en un círculo vicioso de medicinas que causan otras enfermedades. En muchas ocasiones los efectos secundarios son tan graves que causan daños permanentes al hígado y otros órganos vitales y es por eso que se crean otras enfermedades que el paciente no se percata ni se imagina que éstas fueron causadas por las mismas medicinas que están tomando. En este libro le facilito las herramientas necesarias para prevenir y posiblemente curar la mayoría de las enfermedades crónicas que actualmente genera billones de dólares al sistema de salud de los Estados Unidos y otros países industrializados. Ahora es la oportunidad para tomar su decisión si desea tomar estas recomendaciones y herramientas para vivir una vida más saludable. No ignore la realidad y tenga que esperar un milagro cuando tenga una edad avanzada y sufra de las enfermedades ya mencionadas.

Recuerde que antes de hacer cambios en su dieta o empezar una rutina de ejercicios usted debe de consultar con su médico general. Otra parte muy importante antes de realizar cualquiera de los cambios recomendados en este libro es que usted debe de hacerse una limpieza interna de hígado y del colon a base de suplementos muy bien recomendados o por medio de la dieta líquida que le explique en capítulos anteriores. Esta es mi favorita y la que yo le recomendaría porque va a sentir el cambio en el cuarto día con un efecto secundario de pérdida de peso que todo el mundo necesita y la que limpiara su interior y balanceara la flora intestinal.

Es su decisión de ser o no ser, parte de las estadísticas médicas. Yo sé que no es fácil dejar los malos hábitos de la mala alimentación, el cigarrillo y otros, pero puede empezar poco a poco e incorporar cambios en su dieta. Le garantizo que una vez que empiece a notar resultados positivos, usted va a querer hacer los cambios más rápido y así poder disfrutar de la vida sin dolores ni lamentos; pero sobre todo sin el temor que un día le puedan dar la mala noticia que tiene diabetes, pre-infarto o peor, un cáncer.

Piénselo bien y hágalo por sus hijos o sus nietos o por el simple hecho de sentirse bien. Créame que va a tener más energía, vitalidad y un estado de ánimo elevado que probablemente no haya tenido por muchos años. Va a notar cambios en la piel porque la piel es una expresión externa de su interior. Si su cuerpo interior está enfermo o tiene mucha inflamación, su piel lo demuestra o lo expresa de diferentes formas. Espero que usted se una a mi misión y le comunique a sus familiares y amigos sobre este libro. Pueda que le salve la vida a alguien o simplemente le ayude a sentirse mejor que hoy.

Me despido, pero quiero que sepan que seguiré educándome y trasmitiendo este mensaje de salud por medio de otros libros en un futuro no muy lejano. Aliméntese bien y deje que su propio cuerpo cure sus enfermedades.

Gracias por leer y creer en esta información y por permitirme comunicarle toda la investigación compilada en este libro. Que Dios siempre este a su lado y protegiendo su salud y la de su familia.

Apéndice

Tabla de nivel de mercurio en los peces
(Promedios en partes por millón o PPM)

Especie	Porcentage	Especie	Porcentage
Blanquillo	1.45	Bacalao	0.11
Tiburon	0.99	Carpa	0.11
Pez espada	0.97	Esturion blanco	0.089
Caballa rey	0.73	Trucha	0.071
Marlin	0.49	Cangrejo	0.065
Atun	0.38	Salmonete	0.05
Atun (Albacore)	0.35	Bagre	0.05
Robalo, Chile	0.35	Escalope	0.05
Pecado azul	0.31	Arenque	0.04
Langosta	0.31	Calamar	0.023
Robalo	0.27	Salmon	0.022
Rodaballo	0.26	Anchoas	0.02
Trucha de mar	0.25	Sardinas	0.013
Pargo rojo	0.19	Tilapia	0.013
Robalo de mar	0.15	Ostras	0.012
Perca	0.14	Almeja	0.009
Atun (Light)	0.12	Camaron	0.009

Datos de la EPA/FDA. Pruebas de la FDA son limitadas y los niveles de contaminación pueden ser un poco mas altos que estos

Alimentos Ácidos

Alimentos Acidos
- Harina blanca
- Arroz blanco, Sal, Azucar blanca
- Cereales con azucares y sabores artificiales
- Pasta blanca refinada
- Farmacos recetados o sin receta
- Cerveza (pH 2.5) - Licor fuerte - Vino - Cigarrillos
- Carnes (toda clase)
- Tocino - Cordero - Conejo - Pavo - Pollo
- Langosta - Almejas - Mejillon - Ostras - Camaron
- Salmon - Sardinas - Salchicha - Escalope - Atun - Bacalao
- Carnes procesadas - Huevos - Queso de leche de vaca
- Comidas de microondas - Vinagre - Levadura
- Leche pasteurizada y homogenizada
- Cafe (pH 4.0) - Bebidas con cafeina - Sodas (pH 2.0)
- Mani - Nuez lisa - Nueces - Tahini
- Chocolate de leche
- Mermelada - Miel
- Mostaza - Ketchup - Mayonesa - Mantequilla
- Platanos verdes
- Arandanos - Cranberries
- Grosella - Frutas en lata o azucaradas
- Maiz - Saltinas - Maicena - Macarrones
- Germen de trigo -Ceteno - Pasteles de arroz - Quinua

Alimentos Alcalinos

Alimentos Alcalinos
- Alfalfa - Hierba de cebada - Remolacha - Zanahoria - Apio
- Brocoli - Coliflor - Cabage - Pepino - Vegetales verdes
- Chlorella - Dientes de leon - Berenjena - Ajo - Avichuelas - Col
- Alverjas - Lechuga - Champiñones - Hojas de mostaza - Cebolla
- Chirivias - Pimentones - Calabaza - Rabanos - Algas marinas
- Espinaca - Spirulina - Retoños - Tomates - Berros
- Papa dulce - Hierba de trigo - Verduras silvestres - Nori
- Daikon - Maitake - Wakame - Reishi - Shitake - Umeboshi
- Alga verde - Mango - Papaya - Perejil - Kiwi
- Asparragos - Maracuya - Aguacate - Pimientos
- Manzana - Albaricoque - Bananos (Alto en indice glucemico)
- Mora - Melon - Cereza - Coco - Datiles - Breva
- Uvas - Toronja - Melon Honeydew - Limon - Limas - Pera
- Nectarines - Naranja - Durazno - Piña - Uvas pasas - Franbuesas
- Fresas - Mandarina - Sandia - Frutas tropicales
- Almendras - Castañas - Tempeh - Tofu (fermentado)
- Stevia - Aji picante - Canela - Curry - Jengibre - Miso - Hierbas
- Sal de mar - Tamari - Agua alcalina - Vinagre de cidra de manzana
- Polen de abeja - Jugos verdes - Agua mineral - Melaza
- Culturas probioticas - Jugos hechos en casa
- Calcio (pH 12) - Potasio (pH 14) - Sodio (pH 14)
- Magnesio (pH 9) - Cesio (pH 14)
- Bicarbonato de sodio - Lentejas - Jugos citricos - Olivos - Rucula

Tabla de informacion nutricional de frutas y vegetales

(por 100g)	Calorias	Fibra (g)	Azucar (g)	Proteina (g)	Grasa (g)	Vit-A (IU)	Vit-C (mg)
Manzanas	52	2.4	10.4	0.26	0.17	54	4.6
Asparragos	20	2.1	1.9	2.2	0.1	756	5.6
Aguacate	167	6.8	0.3	2	15.4	147	8.8
Banano	89	2.6	12.2	1.1	0.33	64	8.7
Pimenton	31	2.1	4.2	1	0.3	3131	128
Mora	43	5.3	4.9	1.4	0.5	214	21
Arandanos	57	2.4	10	0.74	0.33	54	10
Brocoli	34	2.6	1.7	2.8	0.4	623	89
Coliflor	25	2.5	2.4	1.98	0.1	0	77%
Espinaca	23	2.2	0.42	2.86	0.06	188%	47%
Melon	34	0.9	7.9	0.84	0.2	3382	37
Zanahoria	41	2.8	4.7	0.9	0.2	16706	5.9
Apio	16	1.6	1.3	0.7	0.2	449	3.1
Cereza	63	2.1	13	1	0.2	64	7
Cranberry	46	4.6	4	0.4	0.1	60	13
Pepino	15	0.5	1.7	0.7	0.1	105	1.8
Dates	277	6.7	66	1.8	0.2	149	0
Fig	74	3	16	0.8	0.3	142	2
Toronja	30	1.1	NA	0.6	0.1	259	37
Uvas	67	0.9	16	0.6	0.4	100	4
Guayaba	68	5.4	9	3	1	624	228
Kiwi	61	3	9	1.1	0.5	87	93
Limon	22	0.3	3	0.4	0.2	6	39
Lima	30	2.8	1.7	0.7	0.2	50	29
Mandarina	53	1.8	11	0.8	0.3	681	27
Mango	60	1.6	14	0.8	0.4	1082	36
Olivos	115	3.2	0	0.8	11	403	0.9
Cebolla	40	1.7	4	1.1	0.1	2	7.4
Naranja	63	4.5	NA	1.3	0.3	250	71
Papaya	43	1.7	8	0.5	0.3	950	61
Maracuya	60	0.2	14	0.7	0.2	943	18
Durasno	39	1.5	8	0.9	0.3	326	7
Pera	57	3.1	10	0.4	0.1	25	4.3
Piña	50	1.4	10	0.5	0.1	58	48
Plum	46	1.4	10	0.7	0.3	345	9.5
Pomagranada	83	4	14	1.7	1.1	0	10
Papa cocida	93	2.2	1.2	2.5	0.1	10	10
Fresa	32	2	5	0.7	0.3	12	59
Tomate	18	1.2	2.6	0.9	0.2	833	14
Sandia	30	0.4	6.2	0.6	0.2	569	8.1

Información adquirida de los datos mas receientes de la USDA National Agricultural Library

Guía para la buena salud

Evite estas comidas e ingredientes

- Aceites Hidrogenados o *GrasasTrans*
- Aceites de Maiz, cottonseed
- *Azucares artificiales*
  - Aspartame, sucralose
  - sorbitol, maltitol
  - acesulfame K
- High fructose corn syrup o corn syrup
- Azúcar blanca
- Harina blanca procesada
- Sodas (regular o de dieta)
- *Sabores y colores artificiales*
- *Glutomato Monosodico (MSG)*
- No tome agua de la llave
- Comidas rápidas
- Desodorantes con Aluminio
- Avena instantánea (Oatmeal)
- Unbleached flour
- Comidas fritas
- Carnes derivadas del cerdo:
  Perros, jamón, salchicha, peperoni

Que hacer para la Buena salud

- Tomar agua filtrada, 8 vasos al día
- Comer 5-6 porciones de Frutas y
  vegetales todos los días
- Una manzana y uvas (4-5 por semana)
- Snacks = Mani, almendras, Brazil nuts
- Tomar Coral Calcium
- Comer arándanos 3-4 veces/semana
- Caminar 30-45 minutos al día
- Ejercicio aeróbico 3-4 veces por semana
- Respirar profundo por 1 minuto,
  2 veces al día
- Tomar encimas (CoQ10, etc.)
- Comer pescado (los de escamas)
- Usar sea salt y azúcar de estivia
- Tomar Flax seed oil (Linaza)
- Tomar Omega 3 fatty acids
- Tomar Vitamina-Ester C & Vitamina E
- Tomar Pro-Bioticos
- Sopas de verduras y de pollo
- Comer pepino, ajo, frijoles, miel,
  cebada, trigo, olivos, aguacate
- Reciba luz solar 30 minutos al día

Alivio para la Artritis
- Tome Vitamina C (10,000 mg la día)
- Comer Brócoli, Perejil, Naranja
- Comer Zanahoria, Manzana, Jengibre
- Comer Piña (contiene Bromelain la cual
  es una encima súper anti-inflamatoria)
- Tomar jugo de cebada y Sábila
- Tomar aceite de hígado de bacalao
- Comer vegetales verdes todos los días
- Tomar la mitad de su peso en
  onzas de agua al día
- Caminar rápido 45 minutos al día
- Jugo fresco todos los días: (zanahoria,
  manzanas, apio, jengibre)
- Hacer ejercicio (cualquier tipo)
- Evite comer carne (alto en acido úrico)
- Evite frijoles lima, lentejas
- Evite la papa, tomate, berenjena y
  pimentón. Estos contienen Solanina la
  cual tiene efectos negativos en el balance
  de calcio y producen dolores
- Pare de fumar
- Evite el café y el Te cafeinado
- Evite la sal, colores artificiales y
  preservativos y reduzca el azúcar

Prevención de Diabetes
- No coma arroz blanco, pasta, donuts,
  Pan blanco, papas, sandia, corn flakes,
  rice krispies, Cheerios, galletas saltines,
  papas fritas, bagel de harina blanca, arroz
  instantáneo
- Coma mucha fibra
- Comer vegetales verdes todos los días
- Tomar la mitad de su peso en
  onzas de agua al día
- Caminar rápido 45 minutos al día
- Limite la sal, alcohol y la cafeína
- Cocine con aceite de coco
- No coma a des-horas
- Tome encimas digestivas
- Evite azucares artificiales
- No fume
- Absolutamente no High Fructose Corn
  Syrup ni aceites hidrogenados
- Evite comidas rápidas
- Evite la Harina blanca procesada
- Tome un vaso de Te verde al día
- Consuma frutas y vegetales ricos en
  anti-oxidantes

Testimonios

Por fin una guía exhaustiva y no sesgada que enseña lo que todos necesitamos saber acerca de los nutrientes más importantes.

Doctor, León Camilo Uribe, MD

Julián, gracias por ser la persona central en los cambios drásticos que he hecho en mi vida en relación con la salud y bienestar. Después de haber sido diagnosticada con cáncer de seno, yo estaba a punto de hacer ciegamente lo que los doctores me estaban sugiriendo que hiciera, lo cual, mirando atrás, no era mi mejor interés. Si no fuera por usted y la información que me suministró durante la charla que tuvimos por teléfono el otro día, a lo mejor yo estuviera muerta hoy. Usted me abrió los ojos en lo que realmente está pasando en el suministro de los alimentos y en la toxicidad de estos; los peligros de la quimio-terapia y la mamografía, etc. etc. Si no hubiera sido por usted, todavía estuviera inútilmente ignorante. Usted me abrió los ojos y mi vida nunca ha sido la misma. Probablemente usted pensó que yo había tomado nuestra charla como algo insignificante, pero la verdad es que fue esa charla la que cambio mi vida. Por esta razón, ahora tengo la misión de educar a mi familia y amigos para ayudarles a vivir una vida saludable también. Le agradezco de corazón porque su amabilidad y disposición a compartir sus conocimientos tuvieron un gran impacto positivo en mi vida, la de mi esposo y la de muchos en mi círculo familiar y amigos.

Mayte Giubardo Florez, MSW

A Julián lo vine a conocer hace aproximadamente 20 años desde su matrimonio con nuestra amiga Paula, del cual ha formado una hermosa familia con sus tres hijos; siempre nos hemos visitado y he tenido la oportunidad de ver su responsabilidad, disciplina y amor al desarrollar sus actividades de esposo, padre, hermano, amigo, empleado y al cuidado de su cuerpo con una actividad deportiva. A partir del año 2005 que inicié mis estudios de Rehabilitación Oral y Cosmética Dental en la Universidad de New York NYU, siempre lo pasaba a visitar en West Palm Beach cuando viajaba a mi tierra natal Colombia y desde ese momento vine a conocer sus inquietudes y su preocupación en la importancia de mantener una vida saludable con una buena nutrición; cada vez que conversábamos sobre el asunto en cada visita que le hacía o cuando él viajaba a Colombia me dejaba siempre una inquietud sobre sus investigaciones de no tener una buena alimentación, el peligro en que estábamos con los alimentos y medicamentos que estamos utilizando y cómo ciertas enfermedades se desarrollaban por esta causa, llegando al punto que me cercioraba con otras lecturas confirmando esas inquietudes que me dejaba Julián, por lo que empecé a cambiar mis hábitos alimenticios y los de mi familia, sin dejar de leer siempre la etiquetas de cualquier alimento o medicamento antes de comprarlos. En mi trabajo con mis pacientes siempre va una recomendación de la importancia de una alimentación Sana prescribiéndoles siempre Vitamina C y Complejo B para mantener una buena Salud Dental y funcional que me ha llevado a tener muchos éxitos en el tratamiento que les realizo. Al conocer este texto me confirma todo lo anterior, confío en la tenacidad, dedicación y seriedad de Julián que ha tenido para recopilar todas sus investigaciones y vivencias. Me complace y agradezco que me haya tenido en cuenta para conocerlo y lo felicito por este trabajo que va ser una guía invaluable de Vida Saludable para la comunidad Americana e Hispana y porque no decirlo del mundo, que empieza a coger conciencia de esta situación principalmente en Europa como lo pude constatar en un viaje en el 2010, que también sirva para que las grandes compañías multinacionales de alimentos y farmacéuticas se den cuentan que los consumidores nos estamos informando del mal que nos están causando y los alienten a cambiar en beneficio de la gente por encima del bien capital.

Doctor Jose Heberth Tofiño, Cosmetic Dentistry and Oral Rehabilitation, NYU

Recomiendo este libro del señor Julián Aramburo, por las siguientes razones: Nos da principios para evitar enfermedades agudas y crónicas devastadoras. Nos permite seleccionar alimentos saludables. Ilustra, que alimentos contienen las vitaminas que diariamente necesitamos. Ofrece amplia información sobre la vital necesidad del agua (que en mi concepto es la vida del sistema renal), y sobre las vitaminas hidrosolubles y liposolubles. Informa la necesidad de la fibra que para mí es la vida sana de los intestinos, evitando el cáncer de colon. Nos ofrece extensa información sobre, como prevenir diabetes mellitus, enfermedades cardiacas, cáncer, Alzheimer, la obesidad y la necesidad de un PH adecuado. Nos enseña a vivir de manera saludable, con una dieta sana, y ejercicios necesarios.

Felicito al señor Julián Aramburo, porque sus conocimientos y su persistente investigación, plasmados en este libro, le dan a la humanidad conocimientos vitales y me están siendo muy útiles, en la práctica médica con mis pacientes.

Doctor Humberto Delgado Mejía, MD

Recetas de Jugos

- **Súper batido de frutas (25 onzas)**
  - 4 Fresas
  - 1 banano
  - ¼ de vaso de arándanos
  - 1 Yogurt Griego, 5 oz
  - 5-6 moras
  - 10 onzas de agua de manantial
  - 4 onzas de jugo de naranja

- **Súper Proteína (25 onzas)**
  - 1 cucharadita de Spirulina
  - 1 cucharadita de semillas de Chia
  - arándanos
  - 1 Yogurt Griego, 5 oz
  - 5-6 moras
  - 10 onzas de agua de manantial
  - 4 onzas de jugo de naranja

- **Aperitivo de la mañana (12 onzas)**
  - 1 cucharadita de almendras
  - 1 cucharada de hojuelas de avena
  - 1 cucharadita de linaza molida
  - 5 onzas de agua de manantial
  - 3 onzas de jugo de naranja
  - Media manzana
  - 6-7 uvas

- **Desintoxicador natural (12 onzas)**
  - 1 cucharadita de linaza molida
  - 1 cucharadita de hojuelas de avena
  - 8 onzas de agua de manantial
  - 1 naranja sin cascara
  - 1 manzana
  - 1 pera

- **Super Fibra (12 onzas)**
  - 8 onzas de agua de manantial
  - Medio banano
  - 7-8 arándanos
  - 7-8 moras
  - 6-7 uvas
  - 1 cucharada de hojuelas de avena
  - 1 cucharadita de semillas de chía
  - 1 cucharadita de linaza molida

- **Explosión de Energía (20 onzas)**
  - 2 apios medianos
  - 1 vaso de cranberries (Arándanos agrios)
  - 1.5 vasos de piña en cubos
  - Un banano mediano
  - 1 cucharada de mantequilla de maní
  - 2 cucharadas de limón

o **Refuerzo saludable (20 onzas)**
- 1 manzana verde
- 1 zanahoria
- 1 kiwi
- 1 pera
- 1 vaso de espinacas
- Medio vaso de Yogurt Griego
- 2 cucharadas de limón
- Medio vaso de cubos de hielo

o **Para los niños en las mañanas (20 onzas)**
- 1 manzana media
- 2 zanahorias medianas
- 1 durazno sin la semilla
- 1 vaso de mango en cubos
- 3/4 de vaso de jugo de naranja
- 1/2 vaso de hielo
- Licue y disfrute

o **Limonada súper saludable (8 onzas)**
- 2-3 manzanas verdes
- 1 limón
  Usar extractor de jugos. El limón se debe usar con la piel y en el medio de las manzanas

Referencias

- www.nvic.org
- www.CDC.gov
- www.FDA.gov
- www.WebMD.com
- www.naturalnews.com varios artículos y publicaciones.
- Journal of Pediatrics
- Harvard School of Public Health
- Cambridge Health Alliance
- American Journal of Psychiatry
- National Vaccine Protection Injury Act
- VAERS - Base de datos de lesiones causadas por las vacunas
- Libro - Ultra Prevention, Dr Mark Liponis y Mark Hyman
- Libro - Ultra Metabolism, Dr Mark Hyman
- Libro - The 24 Hour Pharmacist, Suzy Cohen
- Libro – Toxic Psychiatry, Dr Peter Breggin
- Libro - A shot in the dark escrito por el doctor Harris L Coulter y Barbara Loe Fisher
- Libro - Alkalize or Die escrito por el doctor Theodore Baroody
- Libro – Say no to Vaccines por la Doctora Sherri Tenpenny
- Libro – Vaccines, Autism and Childhood Disorders por el Doctor Neil Z Miller
- Studies by doctor John B Classen, American Immunologist
- Documental: Vaccination: The Hidden Truth
- Libro de recetas de comida Canyon Ranch Cook escrito por Barry Correia y Scott Uehlein
- Artículos de la Universidad de Mayo Clinic de Rochester, Minnesota
- Estudios científicos publicados en New England Medical Journal

- Estudios conducidos por la Southampton University de Inglaterra
- Estudios de la Universidad de Harvard School of Public Health
- Documental: Fat, Sick and Nearly Dead, Joe Cross, Phil Riverstone, Kurt Engfehr
- Documental: Forks over Knives, Lee Fulkerson
- Documental: Food Matters, James Colquhoun, Carlo Ledesma, Andrew Saul, David Wolfe
- Documental: Food Inc. Robert Kenner
- Documental: The Beautiful Truth, Charlotte Gerson, Garrett Kroschel, Steve Kroschel
- Documental: Hungry for Change, James Colquhoun, Laurentine Ten Bosch, Joe Cross, Frank Ferrante
- Documental: Dying to have known, Stephen Barret, Colin Campbell, Steve Kroschel, Charlotte Gerson
- Documental: The Gerson Therapy, Max Gerson, Steve Kroschel
- Documentary: Killer at Large, Steven Greenstreet, Bill Clinton, Ralph Nader
- Documental: Dr Burzinski, the movie. Stanislaw Burzinski.
- Documental: Bought
- Documental: The Greater Good movie
- Documental: Vaccination – The hidden truth
- Diario The Wall Street Journal, varios artículos
- Diario The New York Times, varios artículos
- www.mercola.com Take control of your health
- Noticiero de radio e internet: NPR News.
- Diario - American Journal of Clinical Nutrition

Acerca del Autor

Julián Aramburo estudió en Florida Atlantic University en Boca Raton, Florida y se graduó con el título de Ingeniero Eléctrico. Nació en Buga, Valle, Colombia. Es felizmente casado y tienen tres hijos preciosos. En los últimos 10 años se ha dedicado a estudiar nutrición y temas de salud y prevención a base de la buena alimentación. Le dedica la mayor parte de su tiempo libre a leer libros de nutrición, salud preventiva, estudios científicos, artículos de salud en general y aprendiendo de expertos de la medicina alternativa. El señor Aramburo es un Nutricionista Holístico Certificado por AFPA (American Fitness Professionals & Associates).

Vivir saludable y educar a otros sobre nutrición y otros temas al respecto es su pasión. Su ardua dedicación y tiempo consagrado en este campo lo ha capacitado con suficiente información para escribir este libro y dedicárselo a su familia y amigos.

A Julián le encanta el deporte en general y lo que más práctica en este momento es la bicicleta de carrera, el atletismo, la natación y competir en eventos de triatlón y duatlón.

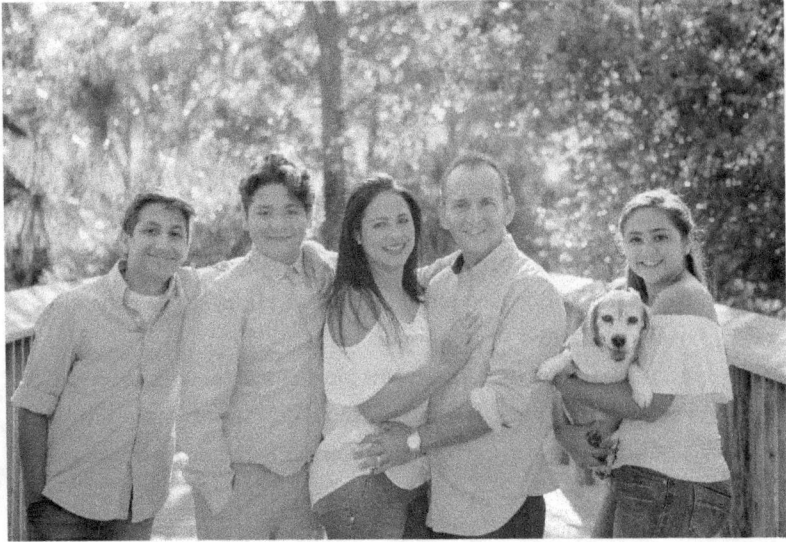

www.ingramcontent.com/pod-product-compliance
Lightning Source LLC
Chambersburg PA
CBHW060840280326
41934CB00007B/865